KINDERPFLEGE

VON

PROF. DR. E. NOBEL UND PROF. DR. C. PIRQUET

I. ASSISTENT VORSTAND
DER UNIVERSITÄTS-KINDERKLINIK IN WIEN

UNTER MITARBEIT VON OBERSCHWESTER HEDWIG BIRKNER
UND LEHRSCHWESTER PAULA PANZER

MIT 28 TEXTABBILDUNGEN UND
2 FARBIGEN TAFELN

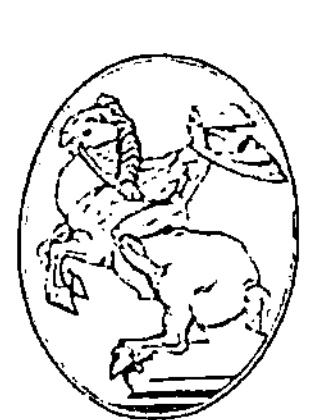

WIEN
VERLAG VON JULIUS SPRINGER
1927

ISBN-13: 978-3-7091-9625-0   e-ISBN-13: 978-3-7091-9872-8
DOI: 10.1007/978-3-7091-9872-8
Softcover reprint of the hardcover 1st edition 1927

Vorwort

Wir entsprechen einem aus dem Kreis der Mütter ge-
äußerten Wunsch, wenn wir jenen Teil des Lehrbuches „Kinderheilkunde für Schwestern und Fürsorgerinnen", der sich auf
die Pflege des gesunden Kindes bezieht, als kleinen Leitfaden
herausgeben.

Dieser Abschnitt wurde vollkommen neu bearbeitet und
wir hoffen, daß die Mütter und alle jene, die sich mit Kindern
beschäftigen, darin Rat finden werden bei den vielfachen
Fragen, die sich auf die Pflege und Ernährung ihrer Schütz-
linge erstrecken.

Wien, im Dezember 1926

Die Verfasser

Inhaltsverzeichnis

Ernährung

Ernährung

Die chemischen Bestandteile unserer Nahrungsmittel

Alle unsere Nahrungsmittel enthalten Wasser; die einen mehr, die anderen weniger. Beim Trocknen im Trockenschrank (bei 100°) verlieren sie an Gewicht, weil das Wasser verdampft. Es gibt Nahrungsmittel, welche sehr wenig Wasser enthalten (z. B. Zucker, Pflanzenbutter, Schweinefett), und solche mit 90% Wasser und mehr (z. B. frische Gemüse, gewisse Obstsorten). Außer dem Wasser enthalten unsere Nahrungsmittel folgende chemische Bestandteile:

1. Kohlehydrate (Stärke, Zucker, Zellulose);
2. Fette;
3. Salze;
4. Eiweißstoffe;
5. Akzessorische Nährstoffe oder Vitamine.

Nach ihrer Verwendung im Körper werden diese chemischen Bestandteile in folgende zwei Hauptgruppen eingeteilt:

a) Nahrungsbrennstoffe;
b) Nahrungsbaustoffe.

a) Nahrungsbrennstoffe

(Stärke, Zucker, Zellulose, Fett)

Die Hauptbestandteile der Brennstoffe sind Kohlenstoff (C), Wasserstoff (H) und Sauerstoff (O). Durch die Atmung wird Sauerstoff aus der Luft aufgenommen. Er verbindet sich in den Geweben mit den Nahrungsbrennstoffen und es entstehen als Endprodukte dieses Vorganges, den wir als Verbrennung bezeichnen, Kohlensäure und Wasser. Die Kohlensäure wird durch die Atmung wieder abgegeben, das Wasser wird vornehmlich im Urin, zum geringeren Teil durch Lunge und

Haut ausgeschieden. Bei dieser Verbrennung wird Kraft (Energie),
die in diesen Substanzen enthalten ist, frei und kann in
Arbeit umgesetzt werden, die nötig ist zur Ausführung unserer
täglich zu erfüllenden Lebensfunktionen. Die Arbeit unserer
Muskeln, die Atmung, die Aufrechterhaltung der Blutzirkulation wird ermöglicht durch Zufuhr von genügend Brenn-
material, also von Fetten und Kohlehydraten. Bei der Verbrennung entsteht eine große Menge von Wärme. Um die gleichmäßige Körpertemperatur von 36^0 bis 37^0 C zu erhalten, steht
dem menschlichen Organismus das Wärmeregulierungsvermögen
bzw. das Wärmeregulierungszentrum im Gehirn zur Verfügung.
Es wird überflüssige Wärme abgegeben durch:

1. Strahlung;
2. Leitung;
3. Schweißverdunstung;
4. Atmung.

1. Kohlehydrate

Die Kohlehydrate enthalten Kohlenstoff, Wasserstoff, Sauerstoff und werden hauptsächlich durch folgende Gruppen vertreten:

Polysaccharide	Disaccharide	Monosaccharide
Stärke	Rohr-(Rüben-)zucker	Traubenzucker (Dextrose)
Zellulose	Malzzucker	Fruchtzucker (Lävulose)
Dextrin	Milchzucker	Invertzucker
Glykogen		

Stärke ist ein Stoff, der aus mikroskopisch kleinen Körnern
besteht und als Reservesubstanz in Pflanzensamen und anderen
pflanzlichen Gebilden (Wurzelknollen) vorkommt. Beim Kochen
und Backen wird die Pektinhülle der Körner gesprengt und es
entsteht der Kleister. Durch Ptyalin (ein Ferment, das im
Speichel vorkommt) wird die Stärke chemisch gespalten.

Rohrzucker wird in Europa aus der Zuckerrübe gewonnen
und daher auch Rübenzucker genannt.

Milchzucker (Laktose) kommt in der Milch vor.

Invertzucker kommt in süßen Früchten vor.

Zellulose. Bei den Brennstoffen müssen wir der Zellulose
gedenken, deren Zusammensetzung ähnlich der Stärke ist. Die
Zellulose bildet das Gerüst des Pflanzenkörpers und
kommt schon in der Membran der jungen Pflanzenzellen vor.
Ihr Brennwert ist recht bedeutend, aber sie wird von den Ver-

dauungssäften des Menschen nur sehr unvollständig angegriffen, um so mehr und leichter, je jünger und zarter die Pflanzenfaser ist. Ihre Bedeutung liegt aber nicht in ihrer Verdaulichkeit, sondern gerade in den unverdaulichen Anteilen, analog dem Rauhfutter bei Tieren: sie ist für größere Kinder und Erwachsene zur Bildung des Stuhles erforderlich. Wenn die Nahrung zellulosefrei ist und ausschließlich in leicht verdaulicher Form verabreicht wird, so wird wenig Stuhl gebildet, der Appetit versagt und es treten verschiedenartige Störungen auf.

2. Fette

Die Fette bestehen ebenso wie die Zuckerarten aus Kohlenstoff, Wasserstoff, Sauerstoff und zerfallen bei der Verbrennung im Organismus in Kohlensäure und Wasser. Fett findet sich in der Natur überall dort, wo es sich darum handelt, stickstofffreie Reservesubstanz auf einem möglichst kleinen Raum unterzubringen, so bei Pflanzen als Öl in den Samen, bei Tieren in den verschiedenen Geweben als Reservesubstanz. Fette und Zuckerarten können sich in ihrem Nährwert gegenseitig weitgehend vertreten, wobei das Fett als doppelt so nahrhaft gelten kann wie die Kohlehydrate.

b) Nahrungsbaustoffe

(Wasser, Salze, Eiweiß, Vitamine)

1. Das Wasser spielt im Haushalt des kindlichen Organismus eine sehr große Rolle. Der menschliche Organismus besteht zum großen Teil aus Wasser, in den einzelnen Organen und Geweben ist reichlich Wasser enthalten. Wir nehmen vorgebildetes Wasser nicht nur in flüssigen, sondern auch in allen festen und halbfesten Speisen auf, außerdem wird noch im Organismus selbst aus den Nahrungsstoffen durch Sauerstoffaufnahme (Atmung) Wasser gebildet. Im allgemeinen können wir uns merken, daß aus einer Speise im menschlichen Organismus annähernd soviel Wasser gebildet wird, als die betreffende Speise wiegt. Wir können demnach sagen, daß das Gewicht der aufgenommenen Nahrung (Nahrungsgewicht) ungefähr gleich ist der auszuscheidenden Flüssigkeitsmenge. Die eine Hälfte dieser Flüssigkeitsmenge wird als Harn wieder ausgeschieden, die andere Hälfte wird durch die Lunge und durch die Haut wieder abgegeben. Ansammlung von übermäßig viel Wasser (Ödem) oder Ausschwemmung von großen Wassermengen finden wir bei den verschiedenartigsten krankhaften Störungen des Menschen.

2. Die S a l z e (z. B. Kalium, Natrium, Kalzium, Magnesium usw.) sind gleichfalls lebenswichtig. Durch Versuche wurde bewiesen, daß Tiere, die mit salzfreier Nahrung gefüttert wurden, nicht länger leben als Tiere, die gar keine Nahrung bekommen.

3. E i w e i ß. Das Eiweißmolekül enthält an Hauptbestandteilen Kohlenstoff, Wasserstoff, Stickstoff, Schwefel und Sauerstoff. Der charakteristische Bestandteil im Eiweiß, durch den sich das Eiweiß von den Brennstoffen unterscheidet, ist der Stickstoff. Mageres Fleisch, das Hühnereiweiß usw. bestehen fast nur aus Eiweiß und Wasser. Andere Nahrungsmittel (Knollengewächse, Obst usw.) sind sehr arm daran.

Die Bildung der Zellen, aus denen unser Körper besteht, die Regeneration oder Neubildung verloren gegangener Körperbestandteile (Haare, Nägel) oder der Ersatz abgenützter Zellanteile des Organismus, ferner die Herstellung der Verdauungssekrete ist nur möglich bei genügender Zufuhr von stickstoffhaltigem Material in der Nahrung. Zu reichliche Zufuhr von Eiweiß ist unökonomisch und bisweilen gesundheitsschädlich. Im Organismus wird die Verbrennung von Eiweiß nicht zu Ende geführt: ungefähr ein Drittel des Nahrungseiweiß wird als Harnstoff unverbrannt wieder ausgeschieden. Hierin liegt ein fundamentaler Gegensatz zu den Nahrungsbrennstoffen, die im Organismus vollkommen zu Wasser und Kohlensäure verbrannt werden.

4. V i t a m i n e. Diese Stoffe, in ihrer chemischen Zusammensetzung unbekannt, spielen eine wichtige Rolle bei der Ernährung des Kindes. Wir unterscheiden drei Gruppen von Vitaminen, bei deren Fehlen oder Mangel Krankheiten bestimmter Art entstehen können.

1. Die fettlöslichen Vitamine sind hauptsächlich im L e b e rt r a n, auch in Milch, Sahne, Butter und grünen Gemüsen vorhanden. Man unterscheidet jetzt 3 fettlösliche Vitamine. Das w a c h s t u m f ö r d e r n d e Vitamin A, das a n t i r a c h i t i s c h e Vitamin D und das F o r t p f l a n z u n g s - V i t a m i n E. Wenn in der Nahrung nicht genügend Vitamin A enthalten ist, so bleiben die Kinder im W a c h s t u m zurück, oder zeigen bestimmte Augenkrankheiten (Keratomalacie). Für das Auftreten von R a c h i t i s ist außer Vitaminmangel eine fehlerhafte Mineralstoffzusammensetzung (Kalzium und Phosphor) verantwortlich.

2. Das Vitamin B ist hauptsächlich vorhanden in der Hülle der Getreidesamen, die als K l e i e beim Mahlen abgesondert wird; wenn die Nahrung, wie bei den Japanern, hauptsächlich aus geschältem Reis besteht, kann eine Nervenkrankheit (Beri-Beri) entstehen.

3. Das Vitamin C ist vorhanden in der Milch, besonders reichlich aber in frischem Obst und Gemüse, Zitronen, Orangen, Rüben. Sein Fehlen verursacht Skorbut, eine Krankheit, die beim Säugling auch Möller-Barlowsche Krankheit genannt wird.

Tabelle 1. Vitamine

Bezeichnung	Vorkommen		Ausfalls-erscheinungen
	Tier	Pflanze	
Fettlösliche Vitamine: für Wachstum A gegen Rachitis D für Fortpflanzung E	Lebertran Butter Rindsfett Fleisch, mager Vollmilch Eier	Kohl Salat Spinat	Keratomalacie Rachitis Hungerosteomalacie
Anti-neuritisch. oder Vitamin B (wasserlöslich)	Fleisch Vollmilch Eier	Weizen mit Kleie Mais „ „ Reis „ „ Hülsenfrüchte Gemüse Hefe	Beri-Beri
Anti-Skorbutstoff Vitamin C (wasserlöslich)	Fleisch Vollmilch	Getreidesamen keimend Hülsenfrüchte Kohl- u. Wrukensaft Zitronen Orangen Tomaten Karotten	Skorbut Möller-Barlowsche Krankheit

Die Milch

Chemische Zusammensetzung

Die Hauptbestandteile der Milch sind außer Wasser: Fett, Eiweißstoffe, Milchzucker, Vitamine und Salze.

	Die Frauenmilch enthält:	Die Kuhmilch enthält:
Eiweiß	1·7%	3·3%
Fett	3·7%	3·7%
Milchzucker	6·7%	5 %
Salze	0·3%	0·7%.

Die Kuhmilch enthält also fast doppelt so viel Eiweiß als die Frauenmilch, weniger Zucker und mehr Salze.

Der Milchzucker schmeckt weniger süß als Rohrzucker und ist im kalten Wasser nur schwer löslich. Durch die Milchsäurebakterien wird er bei 15 bis 35⁰ C sehr schnell zu Milchsäure vergoren, die Milch wird „sauer", das Kasein fällt aus.

Die Salze der Milch sind Verbindungen von Kalium, Natrium, Kalzium, Phosphor- und Schwefelsäure usw. Sie spielen eine große Rolle beim Wachstum des Skelettes.

Die Eiweißkörper der Milch sind:

1. Das Kasein (Käsestoff);
2. das Albumin (Milcheiweiß);
3. das Milchglobulin.

Den hauptsächlichsten und charakteristischen Eiweißkörper der Milch bildet das Kasein. Dieses befindet sich in der Milch nicht in gelöstem, sondern in gequollenem Zustand. Das Kasein wird durch Labferment „gefällt" und als „Topfen" zur Ausscheidung gebracht; die übrigbleibende Flüssigkeit wird als „Molke" bezeichnet.

Die Molke enthält noch die zweite Eiweißart, das Albumin, welches durch Kochen der Milch zur Ausscheidung gebracht werden kann, wodurch dann die Haut auf der gekochten Milch entsteht. Das Milchalbumin ist in der Kuhmilch nur in geringer Menge vorhanden. Eine Ausnahme macht nur die Milch in den ersten Tagen nach der Entbindung, das „Kolostrum", dessen Albumingehalt gewöhnlich viel höher ist.

Die Molke enthält außer dem Albumin die Salze der Milch und den Milchzucker und wird als Futter für Nutztiere, namentlich für Schweine verwendet. Die Molke bildet auch für den Menschen bei bestimmten Krankheiten ein beliebtes Nahrungsmittel (Molkenkuren).

Im Magen, dessen Drüsen das Labferment absondern, erfolgt die Labgerinnung, wobei das Fett der Milch vom Kasein mitgerissen wird.

Die Milch gerinnt außer durch Lab auch noch durch Zusatz von verschiedenen Säuren. Die Säuregerinnung tritt von selbst ein, wenn die Milch bei höherer Temperatur stehengelassen wird; in der Milch entwickelt sich der in der Außenwelt überall vorkommende Milchsäurebazillus, welcher den Milchzucker in Milchsäure umwandelt und dadurch die Milch zur Gerinnung bringt. Unter Joghurt (Ya-Urt), Bulgarische Sauermilch, verstehen wir eine saure Milch, die sich von der gewöhnlichen sauren Milch dadurch unterscheidet, daß die Milch zunächst gekocht und erst nach entsprechender Abkühlung mit bestimmten Bakterien geimpft wird. Man überläßt also die Milchzuckergärung bei dieser Milch nicht zufällig in die Milch einfallenden Milchsäurebazillen, sondern bestimmten Bakterien („Maya"). Für die Zubereitung des Kefir wird in ähnlicher Weise das Kefirferment („Kefirhefe") verwendet, welches mehrere Mikroben enthält. Die Kefirmilch entsteht durch alkoholische Gärung und enthält Alkohol.

Das Milchfett ist in Form unzähliger Kügelchen von ungleicher Größe (Emulsion) vorhanden. Durch den Einfluß des Lichtes und der Wärme treten chemische Veränderungen des Milchfettes ein. Es wird „ranzig" und erhält dadurch einen scharfen, unangenehmen Geruch und Geschmack.

Das Fett der Milch wird durch Aufrahmen, Zentrifugieren und Buttern gewonnen.

1. Das Aufrahmen der Milch erfolgt selbsttätig bei ruhigem Stehenlassen der Milch. Die frische Milch rahmt leicht und schnell auf. Die Fettkügelchen steigen, da sie spezifisch leichter sind, in die Höhe und bilden an der Oberfläche eine dicke Schichte. Nach längstens 48 Stunden ist die Abscheidung des Rahms beendet. Der Rahm (Sahne, Obers) besteht aus mit Fettkügelchen angereicherter Milch. Der Fettgehalt schwankt von 10 bis 35%. Was nach dem Abschöpfen des Rahms übrig bleibt, wird abgerahmte oder Magermilch genannt.

Die Magermilch enthält alle Milchbestandteile aber nur Reste des Fettes. Aus Magermilch wird das Kasein und der Milchzucker gewonnen.

2. Durch Zentrifugieren der Milch kann das Fett ebenfalls gewonnen werden, was viel schneller und vollständiger geht als das Aufrahmen.

3. Die Butterbereitung erfolgte früher aus dem abgeschöpften Rahm. Durch Schlagen, Stoßen (Butterfässer, Buttermaschinen) fließen die Fettkügelchen zusammen und bilden so die Butter. Die Flüssigkeit (Buttermilch) wird abgegossen. Die Buttermilch ist gewöhnlich sauer und enthält alle Bestandteile der Milch und gewöhnlich etwas mehr Fett als die Magermilch. Ihr Nährwert entspricht dem der Magermilch. Das Kasein ist in ihr in geronnenem, fein zerteiltem Zustand vorhanden. In moderner Weise wird die Butter aus dem zentrifugierten Rahm bereitet. (Süße Butter.)

In guter, frischer Milch sollen alle Arten von Vitaminen enthalten sein.

Die Milch kann zufolge ungleichen Fettgehaltes im Nährwert schwanken. Durch Zuckerzusatz bei zu niedrigem Fettgehalt und Wasserzusatz bei einem zu hohen Fettgehalt läßt sich entsprechend der folgenden Tabelle, eine „Normalmilch" herstellen.

Tabelle 2. Korrektur der Milch auf den Wert von 1000 n in 1000 cm³

Gefundener Fettgehalt	Zusatz pro Liter: cm³ 50% Zuckerlösung	Gefundener Fettgehalt	Zusatz pro Liter: cm³ Wasser
2·5	43	3·7	30
2·6	39	3·8	50
2·7	34	3·9	60
2·8	30	4·0	70
2·9	25	4·1	90
3·0	21	4·2	100
3·1	16	4·3	110
3·2	12	4·4	130
3·3	7	4·5	140
3·4	—	4·6	150
3·5	—	4·7	170
3·6	—	4·8	180

Bakterien der Milch

Die frisch gemolkene Milch ist fast bakterienfrei. Sie bildet aber einen vorzüglichen Nährboden für die verschiedensten Bakterien. Diese schweben vielfach in der Luft, sind in der Stallstreu, im Futter, auf der Erde usw. in enormer Menge vorhanden.

Zu den Bakterien der Milch gehören:

1. die Milchsäurebakterien. Wie bereits erwähnt, verursachen sie die Gerinnung der Milch, indem sie den Milchzucker in Milchsäure und Kohlensäure zerlegen. Milchsäurebakterien werden in den landwirtschaftlichen Instituten in Reinkulturen künstlich gezüchtet und als Säurewecker zum Ansäuern der Milch verwendet.

2. Die Erreger der Eiweißfäulnis zersetzen das Kasein. Sie werden bei 100° noch nicht zerstört (erst bei etwa 120°), da sie Sporen bilden.

3. Die pathogenen Keime: Tuberkelbazillen, Typhus-, Ruhrbazillen, Scharlacherreger usw. Pathogene Keime können z. B. dadurch in die Milch gelangen, daß ein tuberkulöser Melker in die Milch hineinhustet, oder daß ein Melker, der Typhus gehabt hat, durch Verunreinigung der Hände Typhusbazillen in die Milch gelangen läßt. Die pathogenen Keime werden beim Sterilisieren der Milch bei 100° zerstört.

Gewinnung der Milch

Milch für Kinder, besonders für Säuglinge, soll nur aus Molkereien bezogen werden, die unter den günstigsten hygienischen Bedingungen betrieben werden. Größte Reinlichkeit der Stallung, der Kühe und der Melker ist Vorbedingung für einen derartigen Betrieb. Vor dem Melken muß sich der Melker sorgfältig die Hände reinigen und das Euter der Kuh muß mit lauwarmem Wasser gewaschen und wieder sorgfältig abgetrocknet werden. Milchkübel, Melkgefäße müssen mit kochendem Wasser gereinigt werden und die Milch ist sofort nach der Gewinnung zu unterkühlen. Die Kühe sollen mit Tuberkulin geprüft sein, damit nicht etwa Kindermilch von tuberkulösen Kühen bezogen werde. Auch der Melker muß gesund sein; besonders zu achten ist auch bei diesem auf Tuberkulose.

Im Haushalt muß die Milch kühl aufbewahrt werden.

Haltbarmachen der Milch

1. Pasteurisieren. Man unterscheidet zwischen der Hochpasteurisierung — kurzem Erwärmen der Milch auf 85° und der Dauerpasteurisierung — Erwärmen auf 63° durch eine halbe Stunde. Das Pasteurisieren verhindert das vorzeitige Sauerwerden der Milch, da die Milchsäurebazillen abgetötet werden.

2. Aufkochen. Kurzes Aufkochen der Milch leistet ungefähr das gleiche wie das Pasteurisieren. In vielen Haushaltungen ist es üblich, die Milch nach der Lieferung aufzukochen und dann an einen kühlen Ort zu stellen.

3. Sterilisieren. Die Milch wird durch das Kochen um so mehr verändert, je länger die Hitze einwirkt. Bei dem eigentlichen Sterilisieren (wiederholtes = „fraktioniertes" Erhitzen bei 100° oder Erhitzen unter Überdruck über 100°) werden alle Keime vernichtet und die Milch ist wirklich „steril". Gleichzeitig werden aber auch die Eiweißkörper und speziell die Vitamine geschädigt.

4. Kondensieren. Die kondensierte Milch (Kondensmilch) wird auf die Weise hergestellt, daß die Milch im Vakuum bei etwa 50° C auf die Hälfte des Volumens eingeengt wird.

5. Trocknen. Wenn man der Milch den ganzen Wassergehalt entzieht, so entsteht ein „Milchpulver" die sogenannte „Trockenmilch". Es gibt ein Verfahren, welches gestattet, die Milch in wenigen Sekunden aus dem flüssigen Zustand in den pulverförmigen überzuführen. Stammt die Milch von Kühen her, die sehr sorgfältig mit Grünfutter gefüttert waren, so kann eine auf so rasche Weise getrocknete Milch noch relativ reich an C-Vitamin sein. Rohe Milch kann unter Umständen arm,

Trockenmilch reich an C-Vitamin sein. Der Vitamingehalt hängt mit der Art der Fütterung und dem Aufenthalt auf besonnten Weiden innig zusammen.

Die Milch als Nahrungseinheit

Anstatt der bisher üblichen Kalorie wurde von Pirquet zur Messung des Nährwertes die Milch als physiologische Einheit des Nährwertes eingeführt. Als Vergleichsmaß des Nährwertes dient der Brennwert der Frauenmilch, von welcher ein Gramm bei der Oxydation im menschlichen Körper eine Wärmemenge von 0·67 Kalorien liefert. Einer solchen Standard-Frauenmilch entspricht die Zusammensetzung von

1·7% Eiweiß;
3·7% Fett;
6·7% Milchzucker.

Die durchschnittliche Kuhmilch ist trotz der Abweichung ihrer chemischen Zusammensetzung mit der Frauenmilch im Nährwert gleichwertig. Ein Gramm der Standardfrauenmilch wird als Nem (Nahrungs-Einheit-Milch) bezeichnet. Der Nemwert steht mit dem Gehalt an reinen Kalorien in einem innigen Zusammenhang, indem

1 Kalorie gleich ist $1\frac{1}{2}$ Nem;
1 Nem gleich ist $\frac{2}{3}$ Kalorien.

Das Nem wird in ähnlicher Weise wie die anderen metrischen Längen-, resp. Gewichts- und Hohlmaße abgewandelt.

0·1 Nem	= Nährwert von 0·1	g Milch	= 1 Decinem	= 1 dn
0·01 „	= „	„ 0·01 g	„ = 1 Centinem	= 1 cn
0·001 „	= „	„ 0·001 g	„ = 1 Millinem	= 1 mn
10 „	= „	„ 10 g	„ = 1 Dekanem	= 1 Dn
100 „	= „	„ 100 g	„ = 1 Hektonem	= 1 Hn
1000 „	= „	„ 1000 g	„ = 1 Kilonem	= 1 Kn

Mit dieser als Grundlage angenommenen Menge von 1 g Milch = 1 Nem werden die verschiedenen Nahrungsmittel in ihrem Nährwert verglichen. Wenn es z. B. heißt, daß 1 g Zucker 6 n entspricht, so bedeutet dies soviel, daß 1 g Zucker sechsmal so nahrhaft ist als 1 g Milch oder daß diese Zuckermenge 6 g Milch im Nährwert gleichkommt. Demzufolge entsprechen 3 g Zucker = 18 g Milch im Nährwert oder sie enthalten 18 n, 5 g Zucker = 30 n. Um z. B. umgekehrt den Nährwert von 180 g Milch = 180 n nicht in Form von Milch, sondern in Form von Zucker zu verabreichen, muß der sechste Teil des Milchgewichtes, d. s. 30 g Zucker, verwendet werden. In gleicher Weise werden alle anderen Lebensmittel mit der Milch verglichen und angegeben, um wieviel sie nahrhafter sind als die Milch, bzw. dem wievielten Teil des Milchnährwertes ihr Nährwert entspricht. So z. B. entspricht 1 g Butter 12 n, 1 g Speck 10 n, 1 g Mehl 5 n, 1 g Schwarzbrot 3 n, 1 g Kopfsalat 0·2 n usw.

Für den praktischen Gebrauch ist das Hektonemgewicht der einzelnen Lebensmittel als Portionseinheit zu verwenden. Wir verstehen unter Hektonemgewicht das Gewicht von einem Hektonem der verschiedenen Lebensmittel in Gramm. Wenn z. B. 1 g Speck 10 n enthält, so haben 10 g Speck den Wert von 100 n oder von einem Hektonem. Das Hektonemgewicht von Speck ist demnach 10 g. Wir errechnen das Hektonemgewicht, indem wir 100 durch den Nemwert des Nahrungsmittels dividieren: demnach beträgt das Hektonemgewicht für Butter 8½ g, für Mehl 20 g, für Schwarzbrot 33 g, für Kopfsalat 500 g, für Milch 100 g, für Zucker $16^2/_3$ oder abgerundet 17 g.

Nährwert der wichtigsten Nahrungsmittel in Milcheinheiten

Die Tabelle gibt die Vergleichszahlen der wichtigsten Nahrungsmittel an, wobei dieselben in zwei Hauptgruppen eingeteilt erscheinen, nämlich in „eingekaufte und in der Küche zubereitete". Die Zahlenkolonne links gibt den abgerundeten Nemwert von 1 g an, diejenige rechts das Hektonemgewicht; gleichwertige Nahrungsmittel erscheinen in derselben Gruppe zusammengefaßt.

Tabelle 3. Nemgehalt der Nahrungsmittel

Die Zahl neben dem Nahrungsmittel bedeutet den Eiweißwert, 0 ohne Eiweißwert, 0·5 halber Eiweißwert.

Nem in 1 Gramm (rund)	Nahrungsmittel		Hektonem wiegt Gramm
	eingekauft	in der Küche zubereitet	
13·3 ($^{40}/_3$)	Rindstalg 0, Schweineschmalz 0, Öl 0		7·5
12	Butter 0, Margarine 0, Knochenmark 0		8·5
10	Speck 0·5		10
9	Nüsse ohne Schalen 0·5		11
8	Speckwurst 1, Mandeln süß 0·5		12·5
6,7 ($^{20}/_3$)	Grieben 4, Salami 2, Schokolade 0·5, Mohn 1		15
6	Zucker 0, Kakaopulver 1, fetter Käse 3, Milchpulver 2		17

Nem in 1 Gramm (rund)	Nahrungsmittel		Hektonem wiegt Gramm
	eingekauft	in der Küche zubereitet	
5	Kondensmilch mit Zucker 1, Käse mittel 4, Eidotter 2, frisch. Fleisch fett 2, Schinken 3, Hülsenfrüchtemehl 2, Getreidemehl 1, Teigwaren trocken 1, Zwieback 1, Reis 0·5, Honig 0, Sirup 0	Fette Mehlspeisen 1	20
4·5	Gerstengraupen 1, Hafer geschält 1		22
4	Käse mager trocken 5, Rindfleisch fett 3, Fischeier 5, trockene Hülsenfrüchte 2, Weizenbrot fein 1, trockene Datteln 0·5, Rosinen 0·5		25
3·3 ($^{10}/_3$)	Sahne 1, Zunge 3, Mischbrot 1, Dörrobst 0·5, Dörrgemüse 0·5—3, trockene Schwämme 3	Marmelade 0 Leichte Mehlspeisen 1	30
3	Ölsardinen 5, Sprotten geräuchert 4, grobes Brot 1, Frankfurter, Pariser-, Extrawurst 3, Blutwurst 2		33
2·5 ($^{10}/_4$)	Topfen 6, frisches Fleisch mittelfett 4, frischer Fisch fett 4, Hering geräuchert 5, Ei 3, Kastanien 1	Gekochtes mageres Fleisch 6	40
2	Kondensmilch ohne Zucker 2, frisches Fleisch mager 6, Hering frisch 5, Kalbsbries 9, Leber 6	Doppelnahrung: Grießbrei 1, Gemüse fett zubereitet: Hülsenfrüchte 2, Spinat 1, Kohl 0·5, Sauerkraut 0·5, Reis 0·5	50
1·5 ($^3/_2$)	Innereien allgemein 5, Kalbshirn 3, Niere 6, Pferdefleisch 8	Zubereiteter Fisch 8	67
1·25 ($^5/_4$)	Lunge 7, frischer Fisch mager 9, Kartoffeln 0·5		80
1	Frauenmilch 1, Kuhmilch 2, Schellfisch frisch 9, Gartenerbsen grün 2, Weintrauben 0·5, Bananen 0·5, frische Feigen 0·5	Gleichnahrung: Gemüse zubereitet 1, Kartoffeln 0·5, dicke Suppe 1	100

Nem in 1 Gramm (rund)	Nahrungsmittel		Hektonem wiegt Gramm
	eingekauft	in der Küche zubereitet	
0·67 ($^2/_3$)	Eiklar 9, Sellerie 1, frisches Obst 0·5, Fruchtsäfte 0	Suppe mittel	150
0·5 ($^1/_2$)	Magermilch zentr. 4, Schnittbohnen 2, rote und gelbe Rüben 1, Zwiebel frisch 1	Halbnahrung: Dünne Suppe 1	200
0·4 ($^4/_{10}$)	Frischer Spinat 3, Suppengrün 1, Kohl 2, Blumenkohl 2, frische Schwämme 3		250
0·33 ($^3/_{10}$)	Sauerkraut 2		300
0·25 ($^1/_4$)	Spargel 3, Tomaten 2		400
0·2 ($^2/_{10}$)	Kopfsalat 3, Gurken 2		500
0·1 ($^1/_{10}$)		Fleischbrühe 3	1000

Der Nährwert zusammengesetzter Speisen kann naturgemäß bei gleicher Benennung ganz außerordentlich schwanken, je nach Art und Menge der verwendeten Einzelbestandteile. Kraut kann z. B. in einem Falle als fast wertlose, wässerige Speise mit nur sehr geringem Nährwert verabreicht werden, im anderen Falle als wertvolle Nahrung, wenn es als eingebranntes Gemüse zubereitet, größere Mengen Mehl und Fett enthält. Anderseits kann der Nährwert trotz verschiedener Zubereitung einer Speise stets der gleiche sein, wie die folgenden Beispiele zeigen, wobei Spinat, mit verschiedenen Zutaten zubereitet, in jedem Fall den Nährwert von 1 Hn enthält

70 g Spinat	= 28 n	70 g Spinat	= 28 n	70 g Spinat	= 28 n
72 cm³ Milch	= 72 n	2 g Fett	= 27 n	5 g Mehl	= 25 n
		9 g Mehl	= 45 n	3½ g Fett	= 47 n
	100 n		100 n		100 n

Konzentration der Speisen

Der Säugling erhält seine Nahrung gewöhnlich in Form von Muttermilch, die in einem Gramm ein Nem enthält. Jedes Nahrungsgemisch, das ebenfalls in einem Gramm ein Nem enthält, also die gleiche Nährwertkonzentration zeigt wie die Frauenmilch, nennen wir eine Gleichnahrung. Eine Milch, welche mit der gleichen Menge Wasser verdünnt ist, enthält in 2 g nur 1 n, also die Hälfte des Nahrungswertes einer Vollmilch; wir nennen eine solche Milchverdünnung „Halbnahrung". Anderseits heißt ein Nahrungsgemisch, das in einem Gramm 2 n enthält, Doppelnahrung.

$$1\ g = 0{\cdot}5\ n\ \text{Halbnahrung} \quad \ldots \ldots \quad 1\ \text{Hn} = 200\ g$$
$$1\ g = 1\ \ \ n\ \text{Gleichnahrung} \quad \ldots \ldots \quad 1\ \text{Hn} = 100\ g$$
$$1\ g = 1{\cdot}5\ n\ \text{Eineinhalbfache Nahrung} \ . \quad 1\ \text{Hn} = \ \ 67\ g$$
$$1\ g = 2\ \ \ n\ \text{Doppelnahrung} \quad \ldots \ldots \quad 1\ \text{Hn} = \ \ 50\ g$$
$$1\ g = 3\ \ \ n\ \text{Dreifache Nahrung} \ \ldots \ . \quad 1\ \text{Hn} = \ \ 33\ g$$

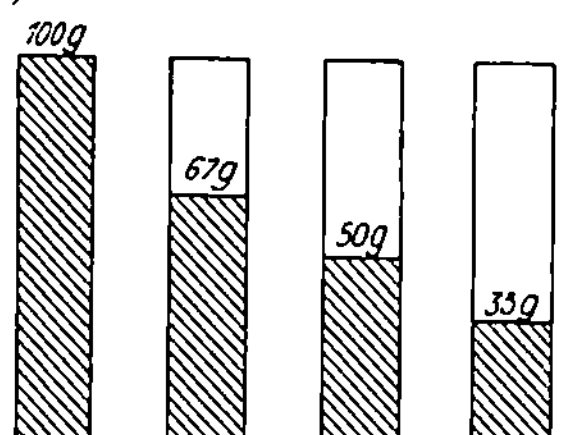

Abb. 1. Nebenstehende Zeichnung stellt dar, wie bei konzentrierter Nahrung 100 n in verschiedenem Volumen enthalten sind.

Im allgemeinen verstehen wir unter einer konzentrierten Nahrung eine solche, welche in der Gewichtseinheit mehr Nährwerteinheiten (n) enthält als die Milch. Die Anwendung einer konzentrierten Ernährung spielt eine wichtige Rolle bei der Ernährung des Säuglings. Eine „konzentrierte Ernährung" kommt überall dort in Betracht, wo es aus irgend einem Grunde nicht möglich ist, genügende Nahrungsquantitäten als Gleichnahrung zuzuführen, so z. B. bei schwächlichen Säuglingen, Neugeborenen und frühgeborenen Kindern mit schlechtem Nahrungsinstinkt, bei verschiedenartigen Ernährungsstörungen oder wenn es sich darum handelt sehr große Nährwertmengen einem Kinde zuzuführen.

In einfachster Weise können wir z. B. die Milch durch Zuckerzusatz konzentrieren. 100 g Milch + 17 g Zucker, auf 100 g eingekocht, entsprechen bei einem Volumen von 100 g dem Nährwert von 2 Hn. Wir sprechen von einer doppelt konzentrierten Milch Eine Milchspeise von der Zusammensetzung

$$112\ g\ \text{Milch} \quad \ldots \ldots \ldots \quad 112\ n$$
$$\ \ 8\ g\ \text{Grieß} \quad \ldots \ldots \ldots \quad \ \ 40\ n$$
$$\ \ 8\ g\ \text{Zucker} \quad \ldots \ldots \quad \ \ 48\ n$$
$$\overline{\text{auf}\ 100\ g\ \text{eingekocht} \ \ldots \ . \quad 200\ n}$$

entspricht ebenfalls einer doppelt konzentrierten Nahrung, da 100 g dieser Speise den Nährwert von 200 n = 2 Hn enthalten. Für den praktischen Gebrauch erscheint es wichtig, über die Art der Zubereitung der Speisen orientiert und insbesondere darüber im klaren zu sein, wie die fertige Speise beschaffen ist, welche Konzentration (Hektonemgewicht) sie hat. Die Menge der verwendeten Einzelbestandteile gibt darüber naturgemäß keinen genügenden Aufschluß, da bei der Zubereitung der Speisen (Kochen, Braten, Rösten usw.) je nach der verwendeten Wassermenge das Volumen wesentlich beeinflußt wird.

Wenn ein Säugling an der Brust ernährt wird, so trinkt er Muttermilch, d. i. eine Gleichnahrung. Beim gesunden Säugling wird zur künstlichen Ernährung in den ersten Monaten auch meist eine Gleichnahrung verwendet. Die Nahrung des größeren Kindes setzt sich meist aus $1\frac{1}{2}$facher Nahrung zusammen, d. h., es wären z. B. 30 Hn (= 3000 n) in 2000 g enthalten. Eine stärkere Konzentration als Doppelnahrung (30 Hn in 1500 g) wird nur selten für längere Zeit verwendet, da sonst Gefahr besteht, daß der Körper Wassermangel leidet.

Ernährung des gesunden Kindes

Nahrungsbedarf

Die Distanz zwischen dem Scheitel und der Sitzfläche eines aufrecht sitzenden Menschen, die „Sitzhöhe", ist ein lineares Körpermaß, das in einfacher Weise für die Berechnung des Nahrungsbedarfes verwendet werden kann. Zum leichteren Verständnis sei die folgende Betrachtung herangezogen. Die Länge des Darmes steht in einer annähernden Beziehung zur Größe der Sitzhöhe, und zwar derart, daß die Darmlänge ungefähr gleich ist der zehnfachen Sitzhöhe. Die Nahrungsaufnahme wird naturgemäß in einer innigen Abhängigkeit zu der Fläche des Darmes stehen. Da die Breite des Darmes annähernd mit einem Zehntel der Sitzhöhe angenommen werden kann, so sind wir imstande, die Oberfläche des Darmes zu berechnen, welche uns ein Bild der resorbierenden „Ernährungsfläche" darstellt, indem wir die Länge mit der Breite multiplizieren. Hiebei erhalten

wir $10\ \mathrm{Si} \times \dfrac{\mathrm{Si}}{10} = \mathrm{Si}^2 = \mathrm{Siqua}$.

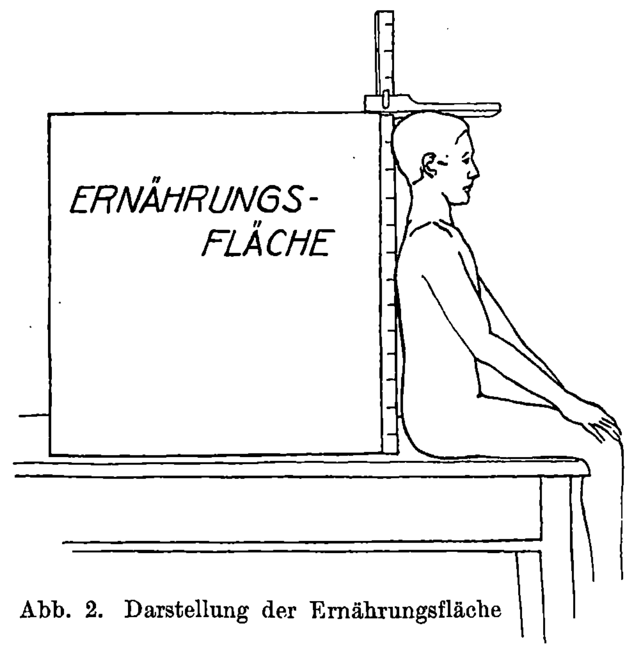

Abb. 2. Darstellung der Ernährungsfläche

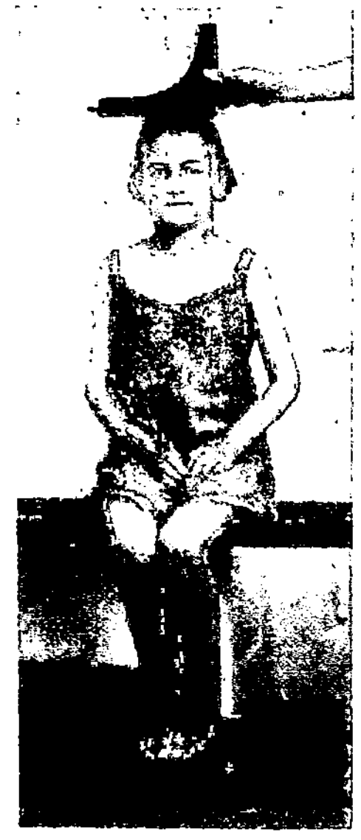

Abb. 3. Messung der
Sitzhöhe

Messung der Sitzhöhe

Zur Messung der Sitzhöhe wird das Kind auf eine ebene Unterlage, die bis in die Kniekehle reichen soll, aufrecht gegen eine senkrechte Wand gesetzt, auf den Scheitel wird eine ebene Fläche rechtwinkelig zur Wand gelegt. Der Abstand der beiden Ebenen ergibt die Sitzhöhe. Um eine möglichst genaue Messung zu erreichen, genügt es nicht, nur einmal zu messen, sondern man nimmt hintereinander fünf Messungen vor, läßt inzwischen das Kind aufstehen und von neuem niedersetzen. Der Durchschnitt der so gewonnenen Zahlen ergibt die genaue Sitzhöhe. Es ist vorteilhaft, die Sitzhöhemessung morgens vorzunehmen, da abends die Muskulatur ermüdet ist und dadurch die Wirbelsäule nicht so stramm aufrecht gehalten werden kann.

Säuglinge werden liegend gemessen, indem eine Person eine Hand an die Sitzfläche, die zweite Hand an den Scheitel des seitlich liegenden Säuglings legt. Die zweite Person mißt nun mit einem Zentimetermaß die Distanz zwischen den gestreckten Fingern beider Hände.

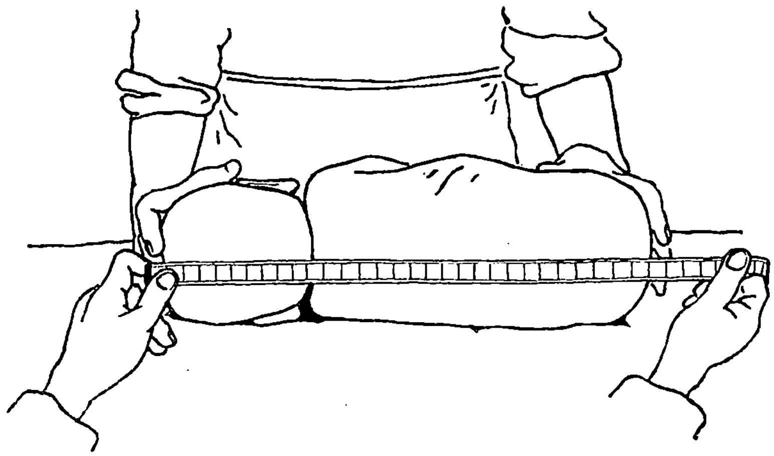

Abb. 4. Messung der Sitzhöhe bei einem Säugling

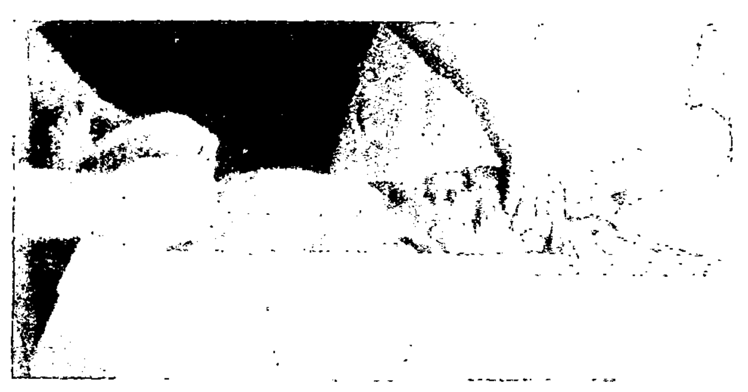

Abb. 5. Epsteinsche Meßbank

Genauer ist die Messung in der EPSTEINschen Meßbank. Eine Schwester hält beide Oberschenkel des Säuglings und drückt dessen Sitzfläche leicht an das Brett der Sitzhöhebank, eine zweite Schwester legt an den fixierten Kopf die Pelotte an, mittels deren Zeiger die Sitzhöhe an dem seitlich angebrachten Zentimetermaß leicht abzulesen ist.

Die EPSTEINsche Meßbank kann nach Schwester PANZER durch eine herausgenommene leere Schublade leicht improvisiert werden.

Auch bei Säuglingen soll erst die Durchschnittszahl aus fünf Messungen verwertet werden. Schwerkranke Kinder werden liegend gemessen.

Für Durchschnittssitzhöhen benützen wir folgende Merkzahlen:

<pre>
33 cm Neugeborener
39 „   6 Monate
45 „   1 Jahr
50 „   2 „
55 „   4 „
60 „   6 „
65 „   8 „
70 „ 11 „
75 „ 14   —,
85 bis 90 cm Frau
90 bis 95 „ Mann
</pre>

Maximum, Minimum, Aequum, Optimum

Maximum (das Meiste). Unter Nahrungsmaximum verstehen wir diejenige Nährwertmenge, die von einem gesunden Individuum innerhalb 24 Stunden resorbiert werden kann, ohne daß sein Darm überlastet wird. Überschreitung dieser Grenze führt zu Ernährungsstörungen.

Minimum (das Wenigste). Unter Nahrungsminimum verstehen wir diejenige Nährwertmenge, die einem Individuum in 24 Stunden zugeführt werden muß, damit dasselbe bei völliger Muskelruhe im Körpergleichgewicht erhalten wird. Die zugeführte Nährwertmenge dient in diesem Fall zur Aufrechterhaltung der allernotwendigsten Lebensfunktionen, der sogenannten „inneren Arbeit" (Atmung, Blutkreislauf, Verdauung). Wird weniger als das Minimum an Nährwert zugeführt (bei Nahrungsmangel oder Appetitlosigkeit), oder wird bei Darreichung des Minimums Arbeit geleistet, so wird das betreffende Individuum an Körpergewicht abnehmen müssen, wobei es aus dem eigenen Körpergewebe entstammende Teile (Fett, Muskel) einschmelzen wird, um den Entgang an zugeführter Nahrung auf diese Weise zu decken. Die Distanz zwischen dem Minimum und dem Maximum nennen wir Ernährungsbreite oder Toleranzbreite.

Aequum (das Gleichbleibende). Unter Nahrungsaequuum verstehen wir jene Nährwertmenge, die wir einem Menschen in 24 Stunden bei gewohnter Betätigung des Körpers (Bewegung, Arbeit) zur Erhaltung des Körpergewichtes zuführen müssen.

Auf Grund der Zusammenstellung von verschiedenen Beobachtungen wissen wir, daß Männer ohne körperliche Arbeit etwa 35 Hn pro Tag verzehren, solche bei mittlerer Arbeit etwa 45 Hn und bei schwerer Arbeit mehr als 55 Hn pro Tag. Der Bedarf der Frauen liegt im allgemeinen bei gleicher Beschäftigung um etwa 10 Hn tiefer als der der Männer.

Optimum (das Beste). Unter Nahrungsoptimum verstehen wir diejenige Nährwertmenge, die wir einem Individuum verordnen unter Berücksichtigung und richtiger Einschätzung seiner individuellen Betätigung, seiner täglichen Arbeitsleistung, des dem Alter entsprechenden Wachstums und der wünschenswerten Veränderung im Körpergewicht. Während wir das Nahrungsminimum und Nahrungsmaximum für dasselbe Individuum als ziemlich scharfe und feststehende Größen ansehen können, hängt das Nahrungsoptimum von verschiedenen Umständen ab: Es kann z. B. bei schwerer Erkrankung bis an das Minimum herunterreichen, bei demselben Kinde aber in gesunden Tagen, wenn das Kind lebhaft ist, in einer starken Wachstumsperiode sich befindet, körperlich sich sehr betätigt und viel Bewegung macht, fast dem Maximum gleichkommen.

Optimum bei verschiedenen Altersgruppen

10 Hn (I Nahrungsklasse) Säuglinge, anfangs von geringeren Mengen ansteigend.

15 Hn (I a Nahrungsklasse) Säuglinge von 8 Monaten bis Mitte des 2. Lebensjahres.

20 Hn (II Nahrungsklasse) Kinder von 2 bis 3 Jahren.

25 Hn (II a Nahrungsklasse) Kinder von 4 bis 7 Jahren, Frau mit sitzender Lebensweise, ohne Arbeit, ohne Spazierengehen.

30 Hn (III Nahrungsklasse) Kinder von 7 bis 12 Jahren, Frau mit sitzender Lebensweise und leichter häuslicher Arbeit.

35 Hn (III a Nahrungsklasse) Mädchen vom 12. Jahre bis zum Abschluß der Pubertät, Knaben vom 12. bis 14. Jahr, Frau mit stehender leichter Beschäftigung oder sitzender Beschäftigung mit körperlicher Arbeit. Mann mit sitzender Beschäftigung ohne körperliche Arbeit.

40 Hn (IV Nahrungsklasse) Knabe vom 15. Jahr bis zum Abschluß der Pubertät, Frau mit stehender Beschäftigung und körperlicher Arbeit, Mann mit stehender Beschäftigung ohne körperliche Arbeit oder sitzender Beschäftigung mit körperlicher Arbeit.

45 Hn (IV a Nahrungsklasse) Mann mit stehender Beschäftigung und körperlicher Arbeit.

50 und mehr Hn (V Nahrungsklasse) Mann mit schwerer Arbeit.

Das sorgfältige Studium der spontan aufgenommenen Nährwertmengen und der Vergleich mit dem Sitzhöhequadrat hat ergeben, daß das Nahrungsmaximum, also diejenige Nahrungsmenge, die der Darmkanal in 24 Stunden eben noch verträgt, ohne Schaden zu leiden, im Nemwert ausgedrückt, 1 n pro Quadratzentimeter Ernährungsfläche beträgt, oder mit anderen Worten: Das Nahrungsmaximum beträgt soviel Nem, als die Ernährungsfläche Quadratzentimeter besitzt. Da nun die Ernährungsfläche soviel Quadratzentimeter beträgt, als das Quadrat der Sitzhöhe (Siqua) ausmacht, so ist das Maximum für 24 Stunden gleich dem Werte des Sitzhöhequadrats in Quadratzentimetern, ausgedrückt in Milcheinheiten (Si^2 mal n). Das Maximum der Tagesnahrung bei einem Säugling von 40 cm Sitzhöhe würde 1600 n betragen. Bei einem Erwachsenen von 80 cm Sitzhöhe 6400 n oder 6400 g Milch bzw. andere Nahrungsmittel, die dem Nährwert von 6400 n gleichkommen. Wir können sagen, das Maximum ist gleich 1 Nem mal Sitzhöhequadrat, oder ein Nemsiqua. Statt 1 n pro Quadratzentimeter Siqua setzen wir 10/10 n Siqua oder 10 Dezinemsiqua. Das Maximum ist gleich 10 Dezinemsiqua.

Das Minimum beträgt ungefähr drei Zehntel des Nahrungsmaximums oder 3 Dezinemsiqua. Das Aequum entspricht bei Kindern meistens 5 Dezinemsiqua.

Das Optimum stellt nun, wie schon oben ausgeführt, keine so scharfe Zahl dar wie Minimum und Maximum und muß bei verschiedenen Lebensaltern und bei verschiedener Beschäftigung in seiner Größe sehr wechseln. Für Kinder berechnen wir das Nahrungsoptimum auf die Weise, daß wir zum Nahrungsminimum für die einzelnen Funktionen des Kindes Zuschläge geben, im Ausmaß von je 1 Dezinemsiqua, und zwar

für Wachstum 1 Dezinemsiqua (dnsq)
  „   Fettansatz 1   „
  „   Sitzen   1   „
  „   Stehen   1   „
  „   Laufen   1   „

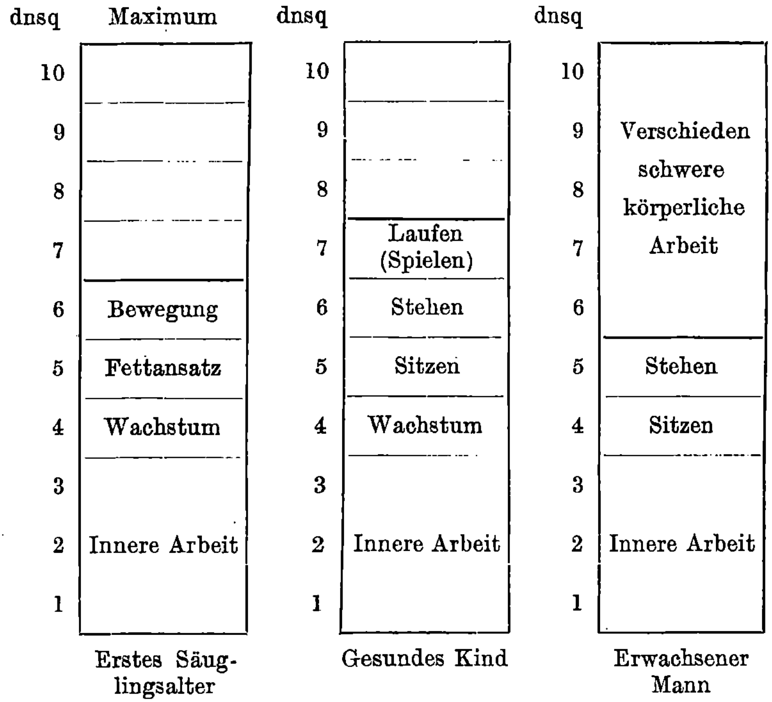

dnsq Maximum   dnsq   dnsq

10		10		10	Verschieden
9		9		9	schwere
8		8		8	körperliche
7		7	Laufen (Spielen)	7	Arbeit
6	Bewegung	6	Stehen	6	
5	Fettansatz	5	Sitzen	5	Stehen
4	Wachstum	4	Wachstum	4	Sitzen
3		3		3	
2	Innere Arbeit	2	Innere Arbeit	2	Innere Arbeit
1		1		1	

Erstes Säuglingsalter   Gesundes Kind   Erwachsener Mann

Es kann nun nach dem bisher Ausgeführten keine Schwierigkeiten machen, die für 24 Stunden erforderliche Nahrungsmenge auszurechnen. Ein viermonatiges Kind bekäme als Optimum folgende Nahrungsmenge:

Minimum	3 dnsq
Zuschlag für Wachstum . .	1 „
„ „ Fettansatz . .	1 „
„ „ Bewegung . .	1 „
Summe	6 dnsq

Ende des 2. Lebensjahres:

Minimum	3 dnsq
Zuschlag für Wachstum . .	1 „
Sitzen, Stehen, Laufen . . .	3 „
Summe	7 dnsq

Bei gesunden Erwachsenen fällt der Zuschlag für Wachstum weg, ebenso der Zuschlag für Fettansatz. Das Optimum ist bei ihnen gleich dem Erhaltungsbedarf, dem Aequum. Wenn ein Erwachsener aufgefüttert werden soll, erhält er einen Zuschlag für Fettansatz, soll er abmagern, machen wir einen Abzug, dann ist eben das Optimum kleiner als das Aequum.

Zusammengefaßt ist der Dezinemsiqua-Bedarf in den verschiedenen Lebensaltern des normalen Kindes folgender:

$$
\begin{array}{lll}
1 \text{ dnsq} & 1. \text{ Lebenstag} \\
2 \text{ ,,} & 2. \text{ ,,} \\
3 \text{ ,,} & 3. \text{ ,,} \\
4 \text{ ,,} & 4. \text{ ,,} \\
5 \text{ ,,} & 5. \text{ ,,} \\
5 \text{ ,,} & 1 \text{ Woche bis 3 Monate} \\
6 \text{ ,,} & 4 \text{ Monate bis 6 Monate} \\
7 \text{ ,,} & 6 \text{ Monate bis 12 Monate} \\
7 \text{ ,,} & 1 \text{ Jahr bis 14 Jahre}
\end{array}
$$

Eiweißoptimum

Die in der Nemtabelle (auf S. 11—13) neben den Lebensmitteln angeführten Zahlen geben die sogenannte Eiweißwertigkeit an. Da 1 g chemisch reines, ausgenütztes Eiweiß im Nährwert sechsmal so hoch steht als die Frauenmilch, entspricht dasselbe dem Nährwert von 6 n. Frauenmilch enthält $1\cdot7^0/_0$ oder in 100 g $= 1\cdot7$ g Eiweiß. In 100 g Frauenmilch $= 100$ n sind demnach $1\cdot7 \times 6 =$ rund 10 n $= 1$ Dn Eiweiß enthalten; mit anderen Worten, 10% des Nemgehaltes der Frauenmilch sind in Form von Eiweiß vorhanden.

Wenn also neben Frauenmilch 1 steht, so soll dies besagen, daß in 1 Hn Frauenmilch ein Dekanem (1 Dn) Eiweiß enthalten ist. Wir sagen: Die Frauenmilch ist in bezug auf das Eiweiß „einwertig". Kartoffel sind „halbwertig", weil sie im Hn nur 5 n Eiweiß, ein halbes Dekanem enthalten, Kuhmilch ist zweiwertig, mageres Fischfleisch achtwertig.

Die Frage nach der Größe der täglich in unserer Nahrung unbedingt zuzuführenden Eiweißmenge, des Eiweißminimums, wurde sehr viel erörtert. Wir stehen auf dem Standpunkt, daß es praktisch ist, die notwendige Eiweißmenge aus dem Verhältnis zum Gesamtbrennwert der Nahrung zu erschließen. Die Quantität der für das normale Gedeihen erforderlichen Eiweißmenge berechnen wir aus dem Eiweißgehalt einer normal zusammengesetzten Frauenmilch. Wir wissen, daß die Frauenmilch als das für den Säugling im ersten Halbjahr am meisten erwünschte Nahrungsmittel allen Anforderungen zu einer Zeit entspricht, wo der Aufbau des kindlichen Organismus mit einer

Raschheit und mit einer Intensität erfolgt, wie niemals mehr im späteren Leben wieder. Verdoppelt doch der Säugling sein Körpergewicht während der ersten sechs Monate! Wenn die Frauenmilch als einziges Nahrungsmittel dieser ungeheuren Aufgabe der Aufbautätigkeit genügt, dann müssen wir wohl schließen, daß in der Frauenmilch auch diejenigen Stoffe, die wir als Baustoffe bezeichnen, in genügender Quantität vorhanden sind. Wenn wir nun annehmen, daß das Eiweiß in der Frauenmilch in keinem Überschuß, sondern gerade in einer entsprechenden Quantität vorhanden ist, so werden wir sicherlich keinen Fehlschluß machen.

Das Verhältnis von Eiweiß zum Gesamtnährwert in der menschlichen Milch ist 1 : 10 (10%), in der Kuhmilch 2 : 10 (20%). 10% vom Gesamtnährwerte nehmen wir als Eiweißminimum an. Die Quantität von 10% soll nicht unterschritten werden. Das Optimum liegt zwischen 10% und 20%. Mehr als 20% des Nährwertes (Eiweißmaximum) zuzuführen, ist unzweckmäßig, unökonomisch, unter Umständen auch gesundheitsschädlich. Hätte z. B. ein Kind einen täglichen Nahrungsbedarf von 35 Hn, so wäre das Eiweißoptimum 35 Dn, das Eiweißmaximum 70 Dn.

Größe der Einzelmahlzeiten

Während der ersten Monate des Säuglingsalters wird bei jeder Einzelmahlzeit der gleiche Nährwert verabreicht, und

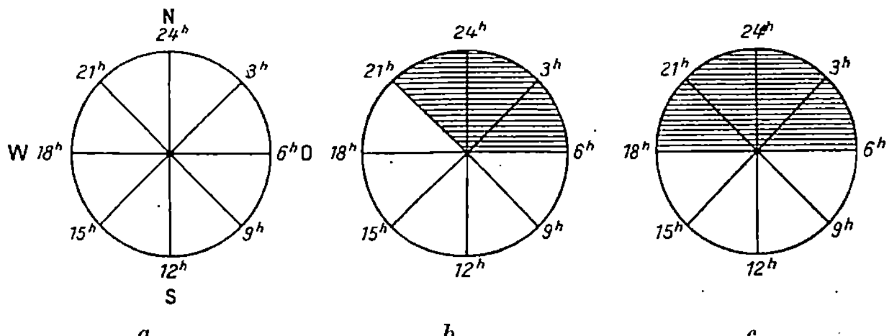

Abb. 6. a Kompaßuhr zur Bestimmung der Tageszeiten für die einzelnen Mahlzeiten; b 6 Mahlzeiten täglich; c 5 Mahlzeiten täglich. Die schraffierten Flächen bedeuten die Ernährungspausen in den Nachtstunden.

zwar derart, daß wir trachten, von allem Anfang an die Kinder an eine regelmäßige Einnahme der Mahlzeiten zu gewöhnen. Die Intervalle zwischen den einzelnen Mahlzeiten sollen während des Kindesalters drei Stunden betragen. Wir lassen aber in der praktischen Durchführung der Ernährung bei kräftigen Kindern die Mahlzeiten um Mitternacht und um 3 Uhr morgens gleich aus, geben also nur sechs Mahlzeiten, mit einer längeren Nahrungspause in der Nacht. Wenn wir demnach bei einem ein Monat alten Kinde die erste Mahlzeit um 6 Uhr früh verabreichen, so sollen die folgenden um 9, 12, 15, 18, und 21 Uhr gegeben werden. Die Gewöhnung des Säuglings an Pünktlichkeit, die richtige Bemessung der Einzelmahlzeiten nach ihrer Größe bildet den sichersten Schutz zur Verhütung einer Ernährungsstörung.

Am Beginn des zweiten Lebensjahres wird die Zahl der Mahlzeiten durch Weglassung der Mahlzeit um 21 Uhr von sechs auf f ü n f reduziert; diese Mahlzeiten werden ebenfalls in dreistündigen Intervallen verabreicht, so daß eine zwölfstündige Nachtpause resultiert. Falls die erste Mahlzeit statt um 6 Uhr um 7 Uhr früh verabreicht wird, fallen die nächsten auf folgende Zeiten: Vormittagsmahlzeit 10 Uhr, Mittagessen 13 Uhr, Nachmittagsmahlzeit 16 Uhr, Abendmahlzeit 19 Uhr. Während wir bei jungen Säuglingen die Größe der Einzelmahlzeiten in gleichem Nährwert verabreichen, differenzieren wir bei größeren Kindern derart, daß wir die Vormittags- und Nachmittagsmahlzeit als N e b e n m a h l z e i t e n im Nährwert klein gestalten, während die Früh-, Mittags- und Abendmahlzeit als Hauptmahlzeiten im Nährwert erhöht werden. Bisher hat man bei uns auf die Frühmahlzeit• als auf eine nebensächliche Mahlzeit wenig Gewicht gelegt, so daß die Kinder oft vom Abend des Vortages bis zum Mittag des nächsten Tages nur ganz unzulängliche Nährwertmengen zugeführt erhielten. Nach englischem Muster hat es sich als praktisch erwiesen, daß die F r ü h m a h l z e i t, das „M o r g e n e s s e n", als eine H a u p t m a h l z e i t betrachtet wird, welche denselben Nährwert zu enthalten hat wie die Mittags- oder Abendmahlzeit.

Wir gehen nun bei der Errechnung der täglichen optimalen Tagesnährwertmengen derart vor, daß wir für die Vormittags- und Nachmittagsmahlzeit insgesamt 5 Hn in Abzug bringen (3 Hn und 2 Hn oder umgekehrt) und die verbleibende Hektonemzahl in drei gleiche oder annähernd gleiche Teile auf die Früh-, Mittags- und Abendmahlzeit aufteilen. Hätte demnach ein Kind im Tag 25 Hn zu bekommen, so wäre die Größe der Einzelmahlzeiten: Früh 6 Hn, Vormittag 3 Hn, Mittag 7 Hn, Nachmittag 2 Hn, Abend 7 Hn.

Das umstehende S c h e m a eignet sich sehr gut für die schriftliche Aufzeichnung einer ganzen T a g e s d i ä t. Links sind die

Tagesstunden für die einzelnen Mahlzeiten verzeichnet, in der
nächsten Kolonne die Anzahl der Hektonem für jede Mahlzeit,
sodann in den einzelnen Kästchen des Mittelfeldes je 1 Hn
entsprechend seinem Hektonemgewicht. Bei einer optimal
zusammengesetzten Diät muß auch der Eiweißgehalt berücksichtigt werden; er soll, wie bereits erwähnt, mindestens 10%
und höchstens 20% des gesamten Nährwertes betragen. Es wird

	Hn	Dekanem Eiweiß im Verhältnis zur Frauenmilch					Eiweiß Dn $+ -$
6h	5	$+1$ 100 g Kuhmilch	$+1$ 100 g	-1 17 g Zucker	-1 8·5 g Butter	0 25 g Weiß- brot	0
9h	3	-1 8½ g Butter	0 30 g Misch- brot	$+2$ 1 Ei = 40 g			$+1$
12h	5	0 100 g Suppe	$+5$ 40 g Fleisch	0 100 g Ge- müse	0 20 g Mehl- speise	$-0·5$ 150 g Obst	$+4·5$
15h	2	$+1$ 100 g Kuh- milch	-1 17 g Zucker				0
18h	5	50 g	50 g	50 g Milchspeise	-1 8·5 g Butter	0 25 g Weiß- brot	-1
	20	Schema für Eintragung der Nahrung von Einzelpersonen					$+4½$

Summe der Hn

Summe der Plus- u.
Minuszahlen für die
Eiweißberechnung

zu diesem Zweck bei jedem Kästchen, das eine Speise im Nährwert von 1 Hn enthält, der Vergleich des Eiweißgehaltes mit
dem der Frauenmilch angestellt und in Ziffern darübergeschrieben,
wieviel Dn Eiweiß mehr oder weniger in 1 Hn der betreffenden
Speise enthalten sind als in der Frauenmilch. Da z. B. 1 Hn
(= 100 g) Kuhmilch 2 Dn Eiweiß enthält, würden wir bei Ver-
ordnung von 1 Hn Kuhmilch + 1 (1 Dn mehr als in der Frauenmilch) darüberschreiben. Bei Zucker − 1, bei Ei + 2 usw. In
der letzten Kolonne wird die Summe aller Zahlen, die sich auf
die Eiweißwertigkeit beziehen, gezogen und auf diese Weise
der Eiweißgehalt der ganzen Tagesdiät errechnet. Wenn wir
hier bei der Eiweißberechnung die Zahl + 4½ erhalten, so besagt
dies, daß in der ganzen Tagesnahrung von 20 Hn außer den
20 Dn, welche 10% Eiweiß entsprechen würden, noch weitere

4½ Dn Eiweiß enthalten sind, also im ganzen 24½ Dekanem in
Form von Eiweiß vorhanden sind; das ist innerhalb der gewünsch-
ten Grenze von 10 bis 20%, oder in diesem Falle 20 bis 40 Dn
Eiweiß.

Nahrungsklassen

Bei der praktischen Durchführung der Verabreichung der
errechneten erforderlichen Nährwertmenge pflegen wir in der
Regel so vorzugehen, daß wir die erforderlichen Hektonemzahlen
von 5 zu 5 Hn nach oben oder nach unten abrunden. Wenn
wir z. B. bei einem Kinde als optimalen Nahrungsbedarf den
Nährwert von 39 Hn errechnen, würden wir das Kind mit
40 Hn in die vierte Nahrungsklasse einreihen. Ein Kind mit
37 Hn Nahrungsbedarf würde mit 35 Hn in die IIIa-Nahrungs-
klasse eingereiht werden. Die Einteilung in Nahrungsklassen
hat überall dort eine große Bedeutung, wo Kinder in größeren
Gemeinschaften ausgespeist werden, in Anstalten, Heimen, bei
Massenspeisungen jeglicher Art. Bei derartigen Ausspeisungen
sollen die Kinder bei den Mahlzeiten nach den Nahrungsklassen
geordnet beisammensitzen und die ihnen
gebührende Portionengröße zugeteilt erhalten. Auf diese Weise läßt sich leicht
feststellen, ob die Kinder die ihrem
Nahrungsbedarf entsprechende Mahlzeit
tatsächlich aufessen. Bei dieser Art der
Zuteilung der Speisen ist Sicherheit geboten, daß man dem Kind nicht zu wenig
und nicht zu viel zumutet, wie dies nach
einer nur dem Gefühl nach geregelten
Portionierung der Speisen leicht geschehen
kann. Die Klassenunterschiede bei Kindern
mit einem verschieden hohen Nahrungsbedarf zeigen sich bei den drei Hauptmahlzeiten; Vormittags- und Nachmittags-
mahlzeiten werden gleich gestaltet.

Sitzhöhemaßstab

Der Pirquetsche Sitzhöhemaßstab
gestattet, eine größere Anzahl von Kindern
rasch in Klassen einzuteilen. Auf dem
Stabe sind nach Zehntel Sitzhöhen die
Hektonemzahlen schon zu Klassen abgerundet ersichtlich.

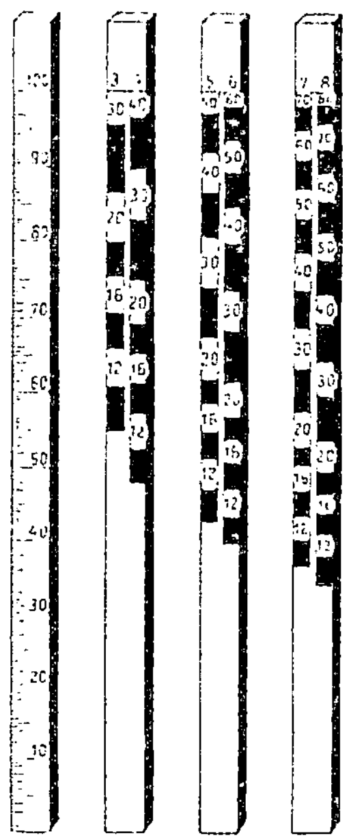

Abb. 7. Pirquetscher
Sitzhöhemaßstab

Verteilung der Hektonem

Vom zweiten Lebensjahre an fünf Mahlzeiten. Früh-, Mittag-
und Abendmahlzeit im Nährwerte gleich, vor- und nachmittags
je eine kleine Mahlzeit mit 3, bzw. 2 Hn Nährwert.

Tabelle 4

Hektonem	morgens	vorm.	mittags	nachm.	abends	Summe
Klasse I	2	2	2	2	2	10
„ I a	3	3	4	2	3	15
„ II	5	3	5	2	5	20
„ II a	7	3	7	2	6	25
„ III	8	3	9	2	8	30
„ III a	10	3	10	2	10	35
„ IV	12	3	12	2	11	40
„ IV a	13	3	14	2	13	45

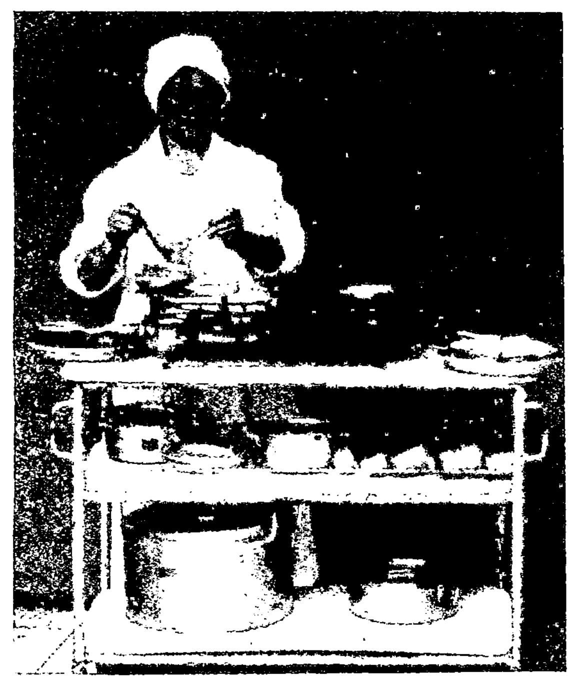

Abb. 8. Wägung der Speisen

Für gesunde Kinder vom dritten Lebensjahre an kann eine
geeignete Speisenfolge nach folgendem Plan leicht zusammen-
gestellt werden.

Tabelle 5. Speiseplan für gesunde Kinder

Sitzhöhe in Zentimetern	53—55	56, 57	58, 59	60—62	63, 64	65—68	69—73	74—77	78—82	83 u. m.
7 dnsq. Hektonem	20	22	24	26	28	30	35	40	45	50
Früh 7 Uhr Milchgetränk	3	3	4	5	5	5	5	5	5	5
Brot	1	1	1	1	1	2	3	3	4	5
Butter oder Fett	1	1	1	1	1	1	2	3	4	5
Vormittag 10 Uhr Milchgetränk	1	1	1	—	—	—	—	—	—	—
Ei, Käse, Wurst	1	1	1	1	1	1	1	1	1	1
Brot	1	1	1	1	1	1	1	1	1	1
Butter oder Fett	—	—	—	1	1	1	1	1	1	1
Mittag 13 Uhr Suppe	0·5	1	1	1	1	1	1	2	2	2
Fleisch	0·5	1	1	1	1	2	2	2	3	3
Gemüse	2	2	2	2	3	3	3	3	4	4
Mehlspeise	1	1	2	2	2	2	2	3	3	4
Obst, Kompott	1	1	1	1	1	1	2	2	2	2
Nachmittag 16 Uhr Milchgetränk	2	2	2	2	2	2	2	2	2	2
Abend 19 Uhr Milchspeise	3	4	5	5	5	5	5	5	5	5
Brot	1	1	1	1	1	1	2	3	3	4
Butter oder Fett	—	—	—	1	1	1	2	2	3	3
Fleisch, Wurst, Käse	—	—	—	—	1	1	1	2	2	3
Milchgetränk	1	1	—	—	—	—	—	—	—	—

Tabelle 6. Schema für die Speisenanforderung in einem Kinderheim

Nahrungsklasse		II	IIa	III	IIIa	IV	IVa	V	Summe Hn
Anzahl der Kinder		10	20	20	20	10	10	10	100
I. Frühstück	Kaffee.....	3	5	5	5	5	5	5	480 Hn
	Brot.......	1	1	2	3	3	4	5	250 „
	Fett.......	1	1	1	2	3	4	5	210 .,
II. Frühstück	Butter.....	2	2	2	2	2	2	2	200 . „
	Brot.......	1	1	1	1	1	1	1	100 „
Mittag	Suppe	1	1	1	1	2	2	2	130 „
	Fleisch.....	1	1	2	2	2	3	3	190 „
	Gemüse	1	2	3	3	3	4	4	280 „
	Mehlspeise..	1	2	2	2	3	3	4	230 „
	Kompott oder Obst..	1	1	1	2	2	2	2	150 „
Jause: Milch.....		2	2	2	2	2	2	2	200 „
Abend: Abendspeise ...		5	6	8	10	12	13	15	930 „
Summe der Tages-Hn......		20	25	30	35	40	45	50	3350 Hn

Die Abteilung fordert für diesen Tag von der Küche 3350 Hn
an. Die Küche meldet der Abteilung bei der Abgabe der einzelnen
Mahlzeiten das Hektonemgewicht. Die Verteilung geschieht
nach dem Schema mit der Wage.

Nährwertbedarf der schwangeren und stillenden Frau

Innerhalb der neun Schwangerschaftsmonate erreicht die
Frucht bei normaler Entwicklung ein Gewicht von rund 3000 g.
Das Wachstum des Kindes ist in den ersten Fötalmonaten nach
der Länge sehr bedeutend, aber nach dem Gewichte gering. Die

Gewichtszunahme des Kindes erfolgt vornehmlich in den letzten Schwangerschaftsmonaten.

Wir rechnen während der Schwangerschaft eine Zulage von 1 Dezinemsiqua, analog der Zulage für Sitzen, Stehen oder Wachstum.

Nach der Geburt erfolgt bei der stillenden Frau die Sekretion der Milch, die von 400 bis 500 g täglich allmählich bis gegen 1000 g ansteigen kann. Diese Milchabgabe der Mutter bedeutet einen Verlust an Nährsubstanzen und muß durch die Nahrung ersetzt werden. Die Mutter braucht außer ihrem Grundbedarf eine Zulage für die Produktion der Milch, die größer sein muß als die abgegebene Milchmenge, da für die Arbeit der Milcherzeugung Nährwerte verbraucht werden. Die Berechnung der Nährwertzulage ergab, daß zur Lieferung von 1000 n Milch ein Nährwert von 1500 n nötig ist. 500 n gehen bei der Umwandlung der Nahrung in Milch verloren. Um diese Zulage von 1500 n zu sich zu nehmen, kann die Mutter z. B. aus

```
 55 g Mehl ..................... 275 n
 17 „ Zucker ................. 100 „
100 „ Milch ................. 100 „
```
ein Milchbrot bereiten, ferner
```
500 g Milch ................. 500 n
 20 „ Zucker ................. 120 „
```
zu sich nehmen und den Rest durch Milchspeise aus
```
260 g Milch ................. 260 n
 15 „ Grieß ................. 75 „
 12 „ Zucker ................. 70 „
                              ────────
                              1500 n
```
decken.

Wenn eine Frau mit sitzender Beschäftigung einen täglichen Nahrungsbedarf von 30 Hn hat, so muß sie, um einen Liter Milch zu erzeugen, noch die Hälfte ihres eigenen Nahrungsbedarfes, d. i. 15 Hn mehr zu sich nehmen. Als populäre Regel kann man sagen, die Frau soll von allen Speisen als Nahrung für sich so viel essen, als sie bisher zu essen gewohnt war und von jeder Speise soll sie außerdem die Hälfte mehr für das Kind essen.

In bezug auf die Qualität der Speisen sind keine besonderen Vorschriften für die stillende Frau nötig. Man wird ihr alle jene Nahrungsmittel erlauben, die normalerweise vom gesunden Menschen verzehrt werden.

Rechenbeispiele

1. Hat ein bettlägeriger Mann mit 90 cm Sitzhöhe genug mit täglich 6 Eiern und 2½ l Milch?

Optimum = 4 Dezinemsiqua = 32 Hn; 2½ l Milch = 25 Hn, 6 Eier = 6 Hn. Summe: 31 Hn.

Es fehlt noch 1 Hn. Es würden z. B. 17 g Zucker das Fehlende ersetzen.

2. Ein zehnjähriger Knabe mit 70 cm Sitzhöhe erhält täglich 600 g Milch = 600 n, 30 g Butter = 360 n, 180 g Brot = 600 n, 100 g gekochtes Fleisch = 250 n, 200 g Kartoffeln = 250 n, 5 g Fett = 67 n, 150 g frisches Obst = 100 n. Er erhält zusammen 2227 n.

Genügt dies? — Nahrungsbedarf $^7/_{10}$ vom Maximum = 4900 × $^7/_{10}$ = 3430 n. Es fehlen noch zirka 12 Hn.

3. Wieviel Schwarzbrot und Milch müßte ein Mann mit sitzender Beschäftigung essen, ohne an Gewicht abzunehmen? (Andere Lebensmittel fehlen.)

Nahrungsbedarf 35 Hn. 1 Hn Schwarzbrot = 30 g, 25 Hn = = 25 × 30 = 750 g. 10 Hn Milch = 1 l Milch.

4. Drei Knaben im Alter von 13 Jahren wollen eine Landpartie für zwei Tage unternehmen und die nötigen Lebensmittel in Form von Brot, Hartkäse, Schokolade mitnehmen. Wieviel wiegen die Lebensmittel? Sitzhöhe 72 cm.

Täglicher Nahrungsbedarf 36 Hn., für drei Knaben in zwei Tagen 216 Hn = 21·6 Kn.

10 Kn Weißbrot = 2½ kg, 5 Kn Hartkäse = 1250 g, 6·6 Kn Schokolade = 990 g, Gesamtgewicht der Lebensmittel 4740 g.

Beurteilung des Ernährungszustandes

Pelidisi und Sacratama

Außer für die Berechnung des Nahrungsbedarfes ist die Sitzhöhe von großer Bedeutung für die Beurteilung des Ernährungszustandes. Ein objektives Maß für diesen kann aus der Beziehung zwischen Sitzhöhe und Körpergewicht festgestellt werden. Es besteht eine allgemeine Beziehung zwischen Sitzhöhe und Körpergewicht, da die Sitzhöhe der dritten Wurzel aus dem zehnfachen Körpergewicht gleich ist, oder mit anderen Worten: Die dritte Potenz der Sitzhöhe in Zentimetern ist (ungefähr) gleich dem zehnfachen Gewicht des unbekleideten Körpers in Grammen:

$$Si^3 = 10 \text{ Gew.}, Si = \sqrt[3]{10 \text{ Gew.}} \text{ Wenn wir nun } \sqrt[3]{10 \text{ Gew.}} \text{ durch die}$$

Sitzhöhe dividieren, bekommen wir 1 oder $\frac{100}{100}$, aber nur dann,

wenn Zähler und Nenner des Bruches tatsächlich vollkommen

identisch sind, sonst werden wir eine Zahl erhalten, die kleiner oder größer sein wird, je nachdem, ob der Zähler des Bruches kleiner ist als der Nenner oder größer. Da nun die Si^3 wohl nur sehr selten mit mathematischer Exaktheit dem zehnfachen Körpergewicht entsprechen wird, wird man auch bei der Division nur selten genau 100, sondern entweder weniger oder mehr als 100

erhalten. Die Formel $\dfrac{\sqrt[3]{10\ \mathrm{Gew.}}}{Si}$ stellt einen Ernährungsindex,

d. h. einen zahlenmäßigen Ausdruck des Ernährungszustandes dar und wird Pelidisi genannt. Das Wort Pelidisi ist eine gesprochene Formel, abgekürzt aus folgenden lateinischen Worten:

P = *P*ondus (Gewicht),
e = d*e*cies (zehnfach),
li = *li*neare (auf eine Linie reduziert = dritte Wurzel),
di= *di*visum (dividiert),
si = *s*edent*is* altitudine (durch die Sitzhöhe).

Die Indexzahl Pelidisi ist beim muskelkräftigen Erwachsenen

und fetten Säugling ungefähr gleich $\dfrac{100}{100}$. Wir nennen das 100 Grad

Pelidisi. Beim heranwachsenden Kinde ist diese Indexzahl niedriger und beträgt ungefähr $94\frac{1}{2}$ Grad, beim mageren Kinde 90 bis $94\frac{1}{2}$. Ist die Abmagerung sehr hochgradig, kann das Pelidisi unter 80 herabsinken. Im Pelidisi haben wir ein ausgezeichnetes objektives Maß für die Beurteilung des Ernährungszustandes bei Kindern und Erwachsenen. Diese Indexzahl läßt sich mit Hilfe einer Pelidisitafel oder mit Zuhilfenahme des Rechenschiebers mit Leichtigkeit ausrechnen. Die Bestimmung des Pelidisi im Einzelfalle kann zunächst zum Vergleich des Wechsels im Ernährungszustande bei demselben Individuum dienen: 1 Grad entspricht einer Veränderung um 3% des Körpergewichtes. Zum Vergleiche des Ernährungszustandes verschiedener Individuen kommen nur Unterschiede im Pelidisi um mindestens 5 Grade in Betracht. Die Resultate großer Massenuntersuchungen an Schulkindern haben ergeben, daß Kinder im schulpflichtigen Alter bis zu einem Pelidisi von 94·5 als unterernährt, von 94·5 bis 100 als normal ernährt und über 100 als überernährt anzusehen sind, wobei der Grad der Unterernährung, bzw. Überernährung durch die entsprechend niedrige oder hohe Indexzahl ihren Ausdruck findet. Selbstverständlich kann bei starker Verkrümmung der Wirbelsäule die Sitzhöhe nicht exakt festgestellt werden und daher wegen fehlerhafter Ablesung auch nicht zur Bestimmung des Pelidisi in Anwendung kommen.

Außer nach dem Pelidisi können wir den Ernährungszustand eines Kindes nach dem Blutgehalt, Fettgehalt, der Beschaffenheit des Wassergehaltes der Gewebe und der Stärke der Muskulatur beurteilen, nach der sogenannten „s a c r a t a m a"-Untersuchung.

Der Blutgehalt wird nicht nur nach dem Aussehen der sichtbaren Schleimhäute und der Gesichtshaut, sondern nach dem Eindruck der gesamten Hautdecke beurteilt, der Fettgehalt wird durch Aufheben einer Falte unterhalb des Schlüsselbeines geschätzt.

Ohne entsprechende Übung ist es oft schwer, den Wassergehalt der Gewebe (Turgor) vom Fettgehalt zu unterscheiden. Der Tasteindruck beruht auf dem Verhältnis zwischen dem Unterhautzellgewebe und der darüber ausgespannten Haut, hauptsächlich also auf dem Wassergehalt des Unterhautzellgewebes. Der Turgor ist nach Wasserverlusten (Diarrhöe, Erbrechen, Schwitzen) vermindert, anderseits ist er vermehrt nach rascher Zunahme des Fettes und überhaupt bei gutem Fettgehalt und gesunder junger Haut.

Die Stärke der Muskulatur wird an den Muskeln des Oberarmes abgeschätzt.

Die Anfangsbuchstaben dieser vier lateinischen Qualitätsbezeichnungen

s = *s*anguis (Blutgehalt),
cr = *cr*assitudo (Fettgehalt),
t = *t*urgor (Wassergehalt),
m = *m*usculus (Muskulatur).

werden nun durch Vokale zu einem die Ernährungsqualität markierenden Kennwort vereinigt, wobei

i = die übermäßig vermehrte Qualität ausdrückt.
e = die vermehrte,
a = die normale,
o = die verminderte,
u = die stark herabgesetzte.

So beschreiben wir z. B. mit dem Kennwort s o c r o t a m u ein Kind, das blaß ist, wenig Fettdepot hat, dessen Turgor normal, dessen Muskulatur jedoch sehr schwach ist. Bei dem Kennwort S o c r u t o m o würde es sich um ein Kind handeln, das durch eine chronische Erkrankung sein ganzes Fettdepot eingebüßt hat, anämisch ist, mit welker Haut und schwacher Muskulatur.

Ernährung des gesunden Säuglings

1. Natürliche Ernährung

Die für das Kind günstigste Nahrung, bei der es am besten gedeiht, normal sich entwickelt, am geringsten unter Ernährungsstörungen zu leiden hat und für das ganze weitere Leben am meisten Kraft anlegt, ist unbestreitbar die natürliche — die Muttermilch. Wir kennen keine andere Ernährungsart, die ihr irgendwie gleichzusetzen wäre. Die Muttermilch enthält nach Forschungen, die man angestellt hat, bisher noch unklare, aber durch ihre Wirkung sich behauptende Kräfte, die das Kind in den ersten Monaten seines Lebens, vor allem gegen Infektionen und Schädigungen jeder Art widerstandsfähiger machen. Da auch für den Gesundheitszustand der Mutter das Stillen nur förderlich ist und bei einem entsprechenden Leben eine Beeinträchtigung der Frische des Wuchses usw. absolut nicht zu befürchten ist, scheint es um so unerklärlicher, daß manche Mütter sich gegen das Stillen sträuben, obwohl sich doch die Interessen des Kindes mit ihren eigenen ganz decken. Jede gesunde Mutter soll ihren Säugling an der Brust ernähren, und zwar so lange, bis er für andere Nahrung reif ist. Das Stillen ihres Kindes ist die erste und heiligste Pflicht jeder Mutter. Das Stillen vereinigt Mutter und Kind viel inniger, es weckt die Mutterliebe viel intensiver. Das hat zur Folge, daß Brustkinder im allgemeinen viel besser gepflegt werden als künstlich genährte Kinder.

Die Säuglingssterblichkeit ist unter den europäischen Völkern verschieden groß. In allen jenen Ländern, wo es Brauch ist, daß die Frauen ihre Kinder selbst stillen, sterben viel weniger Säuglinge, als in jenen Ländern, wo die verwerfliche Unsitte herrscht, die Säuglinge unnatürlich zu ernähren.

Die Höhe der Säuglingssterblichkeit ist von der falschen Ernährung und von sozialen Verhältnissen abhängig. Sie ist nicht, wie man lange Zeit glaubte, eine natürliche Auslese aller nicht lebensfähigen Kinder. Im allgemeinen sterben in besseren sozialen Verhältnissen weniger Kinder als in ärmeren Kreisen. Ist die Mutter gezwungen, einem Beruf nachzugehen und liegt die Pflege des Kindes deshalb in fremden Händen, so ist die Aussicht auf Gedeihen des Kindes eine bedeutend geringere. Eine alte Tatsache ist die, daß die Sterblichkeit unter den „Kostkindern" eine erschreckend hohe ist. Es ist von größter Bedeutung, daß die Mutter in Verhältnissen lebt, welche ihr gestatten, ihr Kind selbst zu pflegen. Es bleibt dann der Zusammenhang zwischen Mutter und Kind wohl erhalten und die Gefahren für das Kind sind geringer. Ist aber die Mutter gezwungen, ihren Erwerb außer Haus zu suchen, so tritt meistens an Stelle der Brusternährung die unnatürliche Ernährung. Es ist nachgewiesen, daß selbst in ärmlichen Verhältnissen das Brustkind weniger gefährdet ist, als das unter materiell besseren Lebensbedingungen aufgezogene Flaschenkind.

Fast jede Mutter, die stillen will, kann auch stillen, wenigstens während der ersten Monate. Von der Ernährung an der Mutterbrust darf nur dann Abstand genommen werden, wenn hiefür wirklich zwingende Gründe vorhanden sind (schwere Krankheit der Mutter, besonders Tuberkulose). Mitunter kann eine sogenannte Hohlwarze ein wirkliches Stillhindernis abgeben, wenn es nicht etwa doch noch gelingt, durch ein Saughütchen das Stillen zu ermöglichen. Ein Stillverbot darf nur der Arzt aufstellen!

Die erste Sorge der Stillenden soll sein, daß sie gesund bleibt, denn von ihrer Gesundheit hängt die des gestillten Kindes ab. Sie führe deshalb eine vernünftige, geregelte Lebensweise. In der Wahl der Nahrungsmittel kann sie sich ganz von ihrem Appetit leiten lassen, sofern ihr die betreffenden Speisen erfahrungsgemäß auch sonst gut bekommen. So kann sie auch unbesorgt rohes Obst und mäßig gewürzte Speisen zu sich nehmen, da die viel verbreitete Ansicht, daß solche Kost die Milch in schädlicher Weise beeinflußt, ganz unrichtig ist. Medikamente dürfen nur mit Erlaubnis des Arztes genommen werden, da viele derselben in die Milch übergehen und dem Säugling Schaden bringen können. Wieder einsetzende Regeln sind kein Grund zur Unterbrechung des Stillens.

Brustdrüse

Die Brustdrüse ist eine zusammengesetzte Drüse, die in der Brustwarze in fünf bis sieben Ausführungsgängen mündet. Die Drüsenzellen nehmen aus dem Blute Stoffe auf, verarbeiten sie in ihrem Inneren und geben Milch in die Drüsenkanälchen ab. Diese Kanälchen vereinigen sich zu größeren Kanälen und kommen so zu den Ausführungsgängen. Während der Schwangerschaft und nach der Geburt werden im Körper der Mutter Stoffe gebildet, welche die Brustdrüse in Funktion setzen. Der wichtigste Reiz für die Brustdrüse ist der Saugreiz des Kindes. Bei Erstgebärenden kommt die Brustdrüse meist erst am dritten Tage nach der Entbindung zur Funktion. Die Milch der ersten Tage ist das gelblich aussehende Kolostrum.

Schon vor der Geburt muß die Brust für das Stillgeschäft vorbereitet werden, indem zu zarte Haut der Brustwarze durch fleißige kalte Waschungen weniger empfindlich gemacht wird.

3*

Dagegen muß zu derbe Haut durch Einfetten mit Vaselin ge-
schmeidig gemacht werden. Erscheint die Brustwarze schlecht
faßbar, so kann manchmal leichtes Vorziehen und zarte Massage
spätere Stillschwierigkeiten verkleinern.

Stillen

Vor jedem Anlegen muß die Stillende die Hände reinigen,
die Brustwarze sanft mit Watte und reinem Wasser waschen, die
ersten paar Strahlen abspritzen, damit das Kind sicher keimfreie

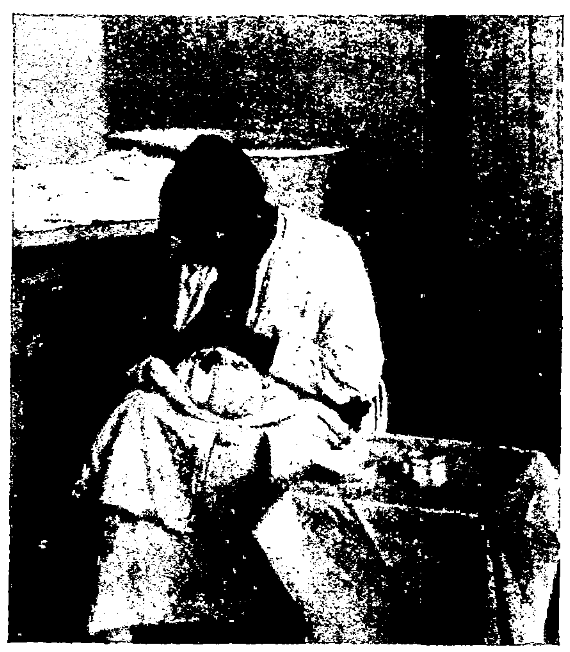

Abb. 9. Stillen des Säuglings

Milch erhält. Das Waschen der Brust ist nach dem Stillen zu
wiederholen.

Die Mutter soll zum Stillen bequem auf einem niederen Stuhl
sitzen. Das Kind ruht auf ihrem Schoß, Kopf und Rücken des
Kindes werden mit einem Arm gestützt. Die Brust wird mit dem
Mittelfinger und Zeigefinger der anderen Hand gehalten, die
Brustwarze und ein Teil des Warzenhofes so dem Kind in den
Mund gegeben, daß die Nase frei bleibt. Die Brust soll den Mund

luftdicht abschließen. Ist die Nase mit Borken verlegt, so muß sie unmittelbar vor der Mahlzeit gereinigt werden, weil während des Trinkens der Säugling ausschließlich durch die Nase atmet.

Mancher Neugeborene trifft das Saugen sofort ausgezeichnet, andere sind ungeschickter und brauchen lange Zeit, es richtig zu erlernen. Eine zum ersten Male stillende Mutter ist auch manchmal selbst recht ungeschickt und muß es erst lernen, die Brust in entsprechender Weise zu reichen. Kostet es anfangs noch so viel Mühe, so kommt man mit Geduld doch fast stets zum Ziel.

Dem Säugling wird in regelmäßigem Wechsel immer nur e i n e Brust gereicht; dadurch wird diese eine Brust immer gründlich entleert. Je gründlicher aber diese Entleerung erfolgt, desto mehr Milch liefert die Brust und desto sicherer werden die so schädlichen Stauungen in der Brust verhindert.

Es ist aus Erziehungsrücksichten besonders in den ersten Lebenstagen nötig, den Säugling p ü n k t l i c h zur Nahrungsaufnahme zu w e c k e n. Man soll ihn die Mahlzeit nicht verschlafen lassen, sonst gerät die Ernährung den ganzen Tag über in Unordnung. R e g e l m ä ß i g k e i t i n d e r N a h r u n g s a u f n a h m e i s t ein sehr wichtiger Punkt in der Ernährung.

Eine Brustmahlzeit soll nie länger als 15 Minuten dauern. Der Nahrungsbedarf wird in den ersten Minuten gedeckt, bei längerem Verweilen an der Brust lutschen die Kinder nur. Es besteht die Gefahr, daß die Haut der Brustwarze durch den warmen feuchten Speichel aufgeweicht wird. Es entstehen Schrunden und Einrisse, die bei jedem Anlegen tiefer werden und der Frau große Schmerzen bereiten können. Zeigen sich Zeichen beginnender Entzündung, ist sogleich der Arzt zu befragen.

Um zu sehen, wieviel ein Säugling bei einer Mahlzeit an der Brust trinkt, wägt man ihn (vollständig bekleidet) ab und notiert das Gewicht. Dann läßt man ihn 10 bis 15 Minuten trinken und wägt ihn wieder mit allen den Kleidungsstücken der ersten Wägung, ohne vorher umzuwickeln. Der Unterschied zwischen beiden Gewichten ergibt die Menge des Getrunkenen.

Das Brustkind trinkt nicht zu jeder Mahlzeit gleich viel, die Morgenmahlzeit ist meist die größte. Will man bestimmen, ob das Kind die richtige Tagesmenge zu sich nimmt, so muß diese Wägung durch 24 Stunden bei jeder Mahlzeit erfolgen.

Aber auch bei der Brusternährung kommt es vor, daß der Säugling nicht gedeiht. Die Ursache kann im Kinde liegen, wenn es nicht kräftig genug saugt, oder in der Mutter, wenn sie nicht genug Milch produziert. Im ersten Fall ist das Kind

beim Trinken zu unterstützen, im zweiten Fall ist die Ernährung
und die Lebensweise der Mutter zu regeln. Es ist stets darauf
zu achten, daß die Mutter mit der nötigen Nahrungsmenge auch
reichlich Flüssigkeit zu sich nimmt. Auch durch Wechselbäder
der Brust und leichte Massage kann manchmal eine mangelhafte
Milchsekretion in vollen Gang gebracht werden.

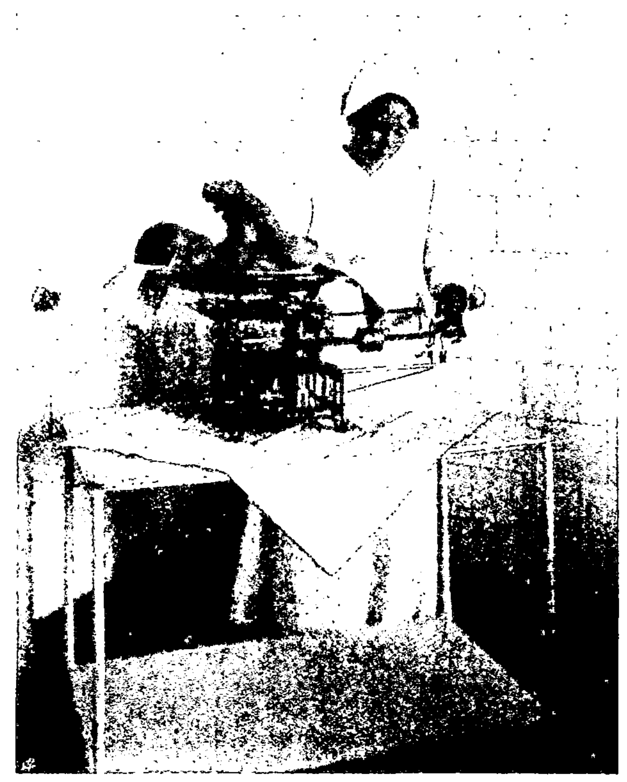

Abb. 10. Bestimmung des Körpergewichtes

Jeder Tropfen Muttermilch ist wertvoll für die gesunde Entwicklung des Kindes. Es ist von größter Wichtigkeit, dem Kinde
stets so viel Muttermilch als möglich zukommen zu lassen.

Sollte aus irgend einem Grunde von der Mutter nicht genügend Milch geliefert werden, so muß außer der Brusternährung
noch eine Ergänzung in Form der künstlichen Nahrung hinzu-

kommen (Zwiemilchernährung). Wenn zu einer Mahlzeit Brust und Flasche gegeben wird, so wird das Kind zuerst an die Brust angelegt. Anfangs ist es hungrig und wird sich bemühen, möglichst viel aus der Brust zu bekommen, wodurch es oft gelingen wird, die Funktion der Brust so zu heben, daß die Zwiemilchernährung wieder überflüssig wird. Bestehen irgendwelche Gründe, die den Arzt veranlaßt haben, auf die natürliche Ernährung zu verzichten, und ist auch eine Zwiemilchernährung undurchführbar, so muß künstliche Ernährung Platz greifen, wobei aber stets bedacht werden muß, daß die Kuhmilch nur einen unvollkommenen Ersatz der Muttermilch, bzw. der Ammenmilch darstellt.

Abstillen

Die Brust soll dem Säugling, wenn möglich, das ganze erste Lebensjahr gesichert bleiben, damit man im Erkrankungsfalle stets wieder ganz zur Brust zurückkehren kann. Die ersten drei Monate wird der Säugling ausschließlich an der Brust ernährt. Man beginnt im vierten Monat Milchbrei und im fünften Monat Gemüse „beizufüttern". Erst vom neunten Monat an wird allmählich abgestillt, eine Mahlzeit nach der anderen wird durch Kuhmilch ersetzt, so daß im zwölften Monat nur mehr die Nachabendmahlzeit an der Brust getrunken wird; mit Vollendung des ersten Lebensjahres wird die Brust vollständig zum Versiegen gebracht.

Das Abstillen soll allmählich geschehen, rasches Abstillen kann dem Kind und der Mutter schaden.

Im Sommer ist es ratsam, das Abstillen besonders langsam vorzunehmen, da Kinder in der warmen Jahreszeit empfindlicher sind und diese Veränderung oft schwer vertragen.

Ernährungsschule

Mit vollendetem ersten Lebensjahr soll der Säugling imstande sein, außer Milch und Milchbrei auch schon Gemüse, Suppe, Brot usw. zu sich zu nehmen, und am Ende des zweiten Jahres soll er an alle Speisen gewöhnt sein. Das Kind muß essen lernen. Dieses Lernen bezieht sich nicht nur auf die verschiedenen Arten der Nahrungsaufnahme, wie Saugen an der Brust, Saugen an der Flasche, Trinken aus Glas oder Schale, Essen mit dem Löffel usw., sondern auch auf die Speisen selbst betreffs ihrer Konsistenz, ihres Geschmackes und ihrer Temperatur. Der Säugling wird von der einfachen Ernährung an der Brust stufenweise, seinem Alter und seiner Sitzhöhe entsprechend, qualitativ und quantitativ in die gemischte Kost übergeführt. Während

er anfangs nur an süße Flüssigkeiten gewöhnt ist, muß er nun
auch mit breiigen, festen und gesalzenen Speisen vertraut werden
und auch kauen lernen. Im folgenden wird eine solche, auf Grund
der Erfahrungen an der Wiener Kinderklinik aufgebaute Methode,
die „Ernährungsschule", besprochen.

Bei kräftigen normal entwickelten Brustkindern hat sich
für das erste Lebensjahr folgendes Schema bewährt:

1. Lebenstag

Sechs Stunden nach der Geburt wird das Kind das erste Mal
an die Brust angelegt. Es muß saugen und schlucken lernen. Das
Anlegen erfolgt dann weiter dreistündlich, sechsmal täglich.

1., 2., 3. Monat

Sechs Mahlzeiten Brust in dreistündigen Zwischenräumen.
Morgen, Vormittag, Mittag, Nachmittag, Abend, Nachabend.
Während das Kind anfangs recht ruhig zu sein pflegt, beginnt es
später lebhafter zu werden, hat daher einen höheren Nahrungsbedarf.

4. Monat   1 Hn Beikost

5½ Mahlzeiten Brust. Um 12 Uhr 1 Hn Milchbrei (S. 53). Die
Brustmahlzeit zu Mittag wird zum Teil durch Milchbrei ersetzt.
Es wird dem Kind zuerst Brei gegeben, dann wird es noch an
der Brust nachtrinken gelassen. Das Kind lernt Löffelfütterung
und breiige Nahrung kennen.

5. Monat   2 Hn Beikost

Fünf Mahlzeiten Brust. Mittags 1 Hn Gemüse (S. 55) und
1 Hn Milchbrei. Die Brustmahlzeit zu Mittag wird ganz durch
Beikost ersetzt. Durch Gemüse wird das Kind mit dem salzigen
Geschmack vertraut.

6. Monat   3 Hn Beikost

4½ Mahlzeiten Brust. Mittags 1 Hn Gemüse und 1 Hn
Kompott (S. 56). Abends 1 Hn Milchbrei, dann Brust nachtrinken
lassen. Im Kompott bekommt das Kind das erste Mal eine
kühle Speise.

7. Monat   3½ Hn Beikost

4½ Mahlzeiten Brust. Mittags 1 Hn Gemüse, 1 Hn Kompott,
½ Hn Biskotten (10 Gramm). Abends 1 Hn Milchbrei mit Nachtrinken an der Brust.

Biskotten oder Keks (½ Hn, auch 10 Gramm) werden als Vor stufe für Brot und Mehlspeise gegeben. Das Kind muß allmählich von breiiger auf feste Nahrung gebracht werden.

8. Monat   4 Hn Beikost

4½ Mahlzeiten Brust. Vormittags ein Eidotter (ca. ½ Hn) und Brust nachtrinken. Mittags 1 Hn Gemüse, 1 Hn Kompott ½ Hn Biskotten. Abends 1 Hn Milchbrei mit Nachtrinken an der Brust. Vormittags wird ein weichgekochtes Eidotter, vor dem Anlegen an die Brust, gefüttert. Manche Kinder reagieren auf Ei mit Nesselausschlag; in diesem Falle ist das Ei wieder wegzulassen und dafür ½ Hn Biskotten (10 g) zu geben.

Da schon die zwei unteren mittleren Schneidezähne vorhanden sind, soll man dem Kinde Brotrinde zu kauen geben, damit es die Zähne gebrauchen lernt.

9. Monat   4½ Hn Beikost

3½ Mahlzeiten Brust. Vormittags ½ Hn Dotter, ½ Hn Weißbrot (12·5 g), geweicht in Kuhmilch. Mittags 1 Hn Gemüse, 1 Hn Kompott, ½ Hn Biskotten. Abends 1 Hn Milchbrei mit Nachtrinken an der Brust.

10. Monat   5 Hn Beikost

3 Mahlzeiten Brust. Vormittags ½ Hn Dotter, ½ Hn Weißbrot in Kuhmilch geweicht. Mittags ½ Hn Suppe (S. 57), 1 Hn Gemüse, 1 Hn Kompott, ½ Hn Biskotten. Abends 1 Hn Milchbrei und Kuhmilch nachtrinken lassen.

Mittags kommt eine kleine Menge Suppe dazu, eben nur, um eine andere Geschmacksrichtung kennen zu lernen.

Zur Abendmahlzeit wird die Brustmilch durch Kuhmilch ersetzt, es beginnt jetzt eigentlich das Abstillen. Das Kind soll gleich aus der Schale trinken lernen.

11. Monat   5½ Hn Beikost

2 Brustmahlzeiten. Vormittags ½ Hn Eidotter, ½ Hn Weißbrot in Kuhmilch geweicht. Mittags ½ Hn Suppe, 1 Hn Gemüse, 1 Hn Kompott, 1 Hn Biskotten. Nachmittags Kuhmilch. Abends 1 Hn Milchbrei und Kuhmilch.

Nachmittags entfällt die Brustmilch, statt welcher Kuhmilch gegeben wird. Biskotten werden auf 1 Hn (20 g) gesteigert und von Biskotten wird dann allmählich auf leichte Mehlspeisen (S. 56) übergegangen.

Tabelle 7. Schematischer Speisezettel für natürliche Ernährung

Alter	6 Uhr n	9 Uhr n	12 Uhr n	15 Uhr n	18 Uhr n	21 Uhr n	Hn Beifütterung	Summe der Hn
1. Tag	Geburt	—	10 Brust	20 Brust	30 Brust	40 Brust		—
2. „	50 Brust	50 Brust	50 „	50 „	50 „	50 „		3·0
3. „	60 „	60 „	60 „	60 „	60 „	50 „		3·5
4. „	70 „	70 „	70 „	60 „	70 „	60 „		4·0
5. „	80 „	70 „	80 „	70 „	80 „	70 „		4·5
6. „	80 „	80 „	90 „	80 „	90 „	80 „		5·0
7.—14. Tag	90 „	90 „	100 „	90 „	90 „	90 „		5·5
15.—30. „	100 „	100 „	100 „	100 „	100 „	100 „		6·0
2. Monat	100 „	100 „	150 „	100 „	100 „	100 „		6·5
3. „	100 „	100 „	150 „	100 „	150 „	100 „		7·0
	Hn	Hn	Hn	Hn	Hn	Hn		
4. „	1½ Brust	1½ Brust	1 Milchbrei ½ Brust	1 Brust	1½ Brust	1 Brust	1	8·0
5. „	1½ „	1½ „	1 Milchbrei 1 Gemüse	1½ „	1½ „	1 „	2	9 0
6. „	2 „	1½ „	1 Gemüse 1 Kompott	1½ „	1 Milchbrei 1 Brust	1 „	3	10·0
7. „	2 „	1½ „	1 Gemüse 1 Kompott ½ Biskotten	1½ „	1 Milchbrei 1 Brust	1. „	3·5	10·5

8.	„	2	„	1½ „ ½ Eidotter	1 Gemüse 1 Kompott ½ Biskotten	1½	„	1 Milchbrei 1 Brust	1	„	4	11·0
9.	„	2½	„	½ Eidotter ½ Weißbrot 1 Milch	1 Gemüse 1 Kompott ½ Biskotten	1½	„	1 Milchbrei 1 Brust	1	„	4·5	11·5
10.	„	2½	„	½ Eidotter ½ Weißbrot 1 Milch	½ Suppe 1 Gemüse 1 Kompott ½ Biskotten	1½	„	1 Milchbrei 1 Milch	1	„	5	12·0
11.	„	2½	„	½ Eidotter ½ Weißbrot 1 Milch	½ Suppe 1 Gemüse 1 Kompott 1 Mehlspeise	1½	Milch	1 Milchbrei 1 Milch	1	„	5·5	12·5
12.	„	2½	Milch	1 ganzes Ei ½ Weißbrot 1 Milch	½ Suppe 1 Gemüse 1 Kompott 1 Mehlspeise	1½	„	1 Milchbrei 1 Milch	1	„	6	13·0
13.	„	3	„	1 ganzes Ei ½ Brot 1 Milch	½ Suppe 1 Gemüse 1 Kompott 1 Mehlspeise	2	„	2 Milchbrei 1 Milch	—		7	14·0

Wird dieser Speisezettel für ein künstlich genährtes Kind verwendet, so muß anstatt der Brustmilch die gleiche Hektonemmenge in einer Kuhmilchmischung gegeben werden. Die hier angegebene „Milch" kann als Gleichnahrung (Sibo) oder Eineinhalbfache Nahrung (Sesquibo) verabreicht werden.

12. Monat   6 Hn Beikost

Eine Brustmahlzeit. Morgens Kuhmilch. Vormittags ein ganzes Ei (1 Hn), ½ Hn Weißbrot, Kuhmilch. Mittags ½ Hn Suppe, 1 Hn Gemüse, 1 Hn Kompott, 1 Hn leichte Mehlspeise. Nachmittags 1 Hn Milchbrei und Kuhmilch. Die Nachabendmahlzeit wird in Brustmilch gegeben, aber langsam verringert, so daß allmählich die sechste Mahlzeit und damit die Brustfütterung verschwindet.

Nach dem 12. Monat Verteilung der Nahrung auf fünf Mahlzeiten, welche dann das ganze Kindesalter hindurch erhalten bleiben. Von hier an wird dann die Qualität der Nahrung noch immer weiter geändert, so daß das Kind am Ende des zweiten Jahres schon am Tische der Erwachsenen essen kann.

Die Schwierigkeiten, welche jede Nahrungsänderung beim Säugling hervorruft, können zum größten Teil dadurch überwunden werden, daß jeder Wechsel nur ganz allmählich erfolgt. Man muß sich mit jeder Nahrung „einschleichen“, d. h. es ist stets mit ganz kleinen Mengen zu beginnen, diese sind langsam zu vergrößern, um so das Kind allmählich an das Neue zu gewöhnen.

2. Künstliche Ernährung

Bestehen Verhältnisse, die den Arzt veranlassen, auf die natürliche Ernährung zu verzichten, und ist auch Zwiemilchernährung undurchführbar, so muß künstliche Ernährung Platz greifen. Die Ernährung mit Kuhmilch ist stets nur ein unvollkommener Ersatz der Muttermilch. Wenn das Kind an der Brust trinkt, so erhält es stets frische, vollkommen keimfreie Milch, immer in der richtigen Zusammensetzung. Anders aber, wenn es mit Kuhmilch ernährt wird. Man bedenke den Weg, welchen die Kuhmilch macht, bis sie endlich in den Mund des Kindes gelangt, die vielen Gelegenheiten, die es gibt, der Milch zu schaden. Nicht jede Milch ist für die Säuglingsernährung geeignet, sie muß bestimmten ärztlichen Forderungen genügen. Diese Forderungen beziehen sich auf die Gefährdung der Qualität der Kuhmilch durch bakterielle Verunreinigung und durch Verfälschung.

Ob man für den Säugling Milch von einer Kuh oder Mischmilch aus großen Gemelken verwenden soll, hängt von den jeweiligen Verhältnissen ab. Hat man Gelegenheit, die Milch von einer ganz besonders gehaltenen Kuh zu bekommen, die als vollkommen gesund erklärt ist und unter fortwährender Kontrolle steht, so ist diese Milch gewiß ratsam. Ist eine solche günstige Gelegenheit aber nicht gegeben, so ist es besser, Mischmilch zu verwenden. Die Schwankungen in der Zusammensetzung werden dabei ausgeglichen.

Für die Ernährung des Säuglings können in Betracht kommen:

1. rohe Milch,
2. pasteurisierte Milch,
3. Kondensmilch,
4. Trockenmilch.

Rohe Milch wird im Haushalt mit den Zusätzen vermischt aufgekocht, während pasteurisierte Milch nur mit den gekochten Zusätzen vermischt wird. Gute, einwandfreie, frische Milch ist den Kondenspräparaten unbedingt vorzuziehen. Letztere sollen nur zur Verwendung gelangen, wenn keine einwandfreie frische Milch zu beschaffen ist.

Zum Schutze gegen Vitaminmangel empfiehlt es sich, dem Säugling C-Vitamin in Form von Zitronen- oder Orangensaft zu geben. Im Winter reiche man zur Verhütung der Rachitis täglich einen Kaffeelöffel Lebertran = 50 n, am besten mit der Vormittagsmahlzeit.

Wie bei der Milchgewinnung, so ist auch bei der Bereitung der Säuglingskost größte Reinlichkeit und Genauigkeit notwendig. Die Geschirre dürfen nur für diesen Zweck verwendet werden und müssen ebenso wie Sauger und Saugflasche sofort nach Gebrauch einer gründlichen Reinigung unterzogen werden.

Als Zucker ist der Würfelzucker dem Kristallzucker wegen der größeren Reinheit vorzuziehen.

Vom Tag zuvor gebliebene Milch darf nicht mehr verwendet werden. Von Vorteil ist es, die Milchmischung gleich nach Einlieferung der Milch ins Haus für die nächsten 24 Stunden vorzubereiten (S. 49).

Milchmischungen

Womit ein künstlich genährter Säugling zu füttern ist, hat immer der Arzt zu entscheiden. Meist wird eine Kuhmilch verwendet, welche in ihrer Zusammensetzung durch Zugabe von Zucker und Verdünnung mit Wasser der Frauenmilch etwas näher gebracht wird; die Mischung wird so zusammengesetzt, daß sie einer Gleichnahrung (1 g = 1 n) entspricht. Bei geringer Trinklust oder aus anderen Gründen kann man die Menge der Nahrung bei gleichbleibendem Nährwert verringern. Dies kann dadurch erreicht werden, daß man der Milchmischung weniger Wasser zusetzt. (Eineinhalbfache Nahrung 1 g = 1·5 n.) Manchmal ist der Arzt gezwungen, das Wasser ganz wegzulassen und nur Milch und Zucker (Doppelnahrung 1 g = 2 n) zu geben.

Bei Bezug fertiger, pasteurisierter Milchmischungen (Sibo, Sesquibo) aus einer Molkerei wird folgendermaßen vorgegangen: Die große Milchflasche, welche den Tagesbedarf enthält, wird im Hause sofort kalt gestellt, und zwar entweder im Eiskasten, oder dadurch, daß die Flasche in einen großen Topf kommt, den man ins Wasserleitungsbassin gibt und mit einem dünnen Wasserstrahl dauernd berieseln läßt.

Vor der Mahlzeit des Kindes wird in einem kleineren Kochtopf Wasser erhitzt. Dann füllt man aus der Milchflasche in die Trinkflasche so viel kalte Milchmischung, als dem Kinde für eine Mahlzeit vorgeschrieben ist. Nun wird die Trinkflasche mit dem Sauger versehen und in den kleinen Topf mit warmem Wasser so lange hineingestellt, bis die Milchmischung ungefähr 40—45° Celsius erreicht hat. Wenn das Kind ausgetrunken hat, wird Sauger und Trinkflasche mit dem warmen Wasser des kleinen Topfes gereinigt, die Trinkflasche umgekehrt in den ausgeleerten kleinen Topf hineingestellt, der Sauger ebenfalls trocken aufbewahrt.

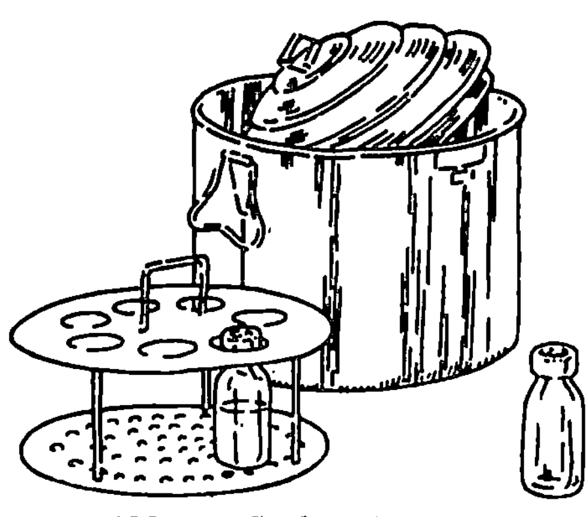

Abb. 11. Soxhlet-Apparat

Soxhlet-Apparat

Der Soxhlet-Apparat besteht aus einem Blechtopf mit gut schließendem Deckel. In diesem Topf befindet sich ein herausnehmbarer durchlöcherter Einsatz für die Flaschen. Die Milchmischung wird zu Einzelmahlzeiten in die Flaschen gefüllt, welche mit einem Deckblättchen aus Gummi, durch eine Metallhülse festgehalten, verschlossen werden.

Um bei Zerspringen einer Flasche nicht in Verlegenheit zu kommen, ist es praktisch, eine Flasche mehr zu bereiten, als tatsächlich gebraucht wird. Nur darf eine Flasche mit Milch nie länger als 24 Stunden aufbewahrt werden.

Der Topf wird bis zur Höhe des Flascheninhaltes mit kaltem Wasser gefüllt, zugedeckt, erhitzt und zehn Minuten gekocht. Vor zu langem Kochen kann nicht genug gewarnt werden! Dann wird der Deckel abgenommen, und die Flaschen werden abgekühlt. Das Abkühlen geschieht ganz einfach so, daß man den Topf unter

die Wasserleitung stellt und langsam (!) kaltes Wasser so lange
zufließen läßt, bis die Flaschen vollkommen erkaltet sind und
nun mit dem Einsatz in den Eiskasten gestellt werden können.

Da beim Abkühlen die Luft in den Flaschen ihr Volumen verkleinert, werden die Deckblättchen durch den äußeren Luftdruck
nach innen gezogen und verschließen somit die Flaschen luftdicht.

Steht kein Soxhlet-Topf zur Verfügung, dann ersetzt man
diesen durch einen gewöhnlichen Topf, wobei man das Um-
fallen der Flaschen durch ein um die Flaschen gewundenes Tuch
verhindert. Auch der Boden des Topfes muß mit einem Tuch
bedeckt sein. Das Soxhlet-Verfahren hat viele Vorteile: Einmalige
Arbeit bei der Zubereitung, die Milch bleibt rein, die Milch
kann nicht anbrennen, die Temperatur kann nicht über 100⁰ C
ansteigen.

Breiige Nahrung

Als erste breiige Nahrung wird im dritten bis fünften Monat
Grießbrei gegeben; dieser ist mit dem Löffel zu füttern. Anstatt
Grieß kann auch ein anderes Mahlprodukt genommen werden,
z. B. Weizenmehl oder Reismehl. Wenn manchmal der Säugling
noch zu ungeschickt ist, einen solchen dicken Brei mit dem
Löffel zu essen, so kann man einen dünnen Mehlbrei zubereiten,
der eben noch aus einer Flasche durch einen Sauger mit größerem
Loch gefüttert werden kann. Der Brei wird meist als Doppelnahrung zubereitet.

Gemüse

Vom 4. bis 6. Monat an wird Gemüse gegeben. Gemüse
wird im ersten Lebensjahr nur passiert gereicht; zu verwenden
sind alle frischen Gemüsesorten. Im Gemüse spielt der Salzgehalt,
insbesondere der Gehalt an Eisensalzen, eine große Rolle. Kinder,
welchen lange Zeit kein Gemüse gegeben wird, sehen blaß aus
und sind in ihrer Entwicklung gestört. In gewissen Gemüsen ist
reichlich Vitamin C enthalten, das der Körper zu seiner Entwicklung braucht. Die durch das Gemüse reichlich eingeführte
unverdauliche Rohfaser wirkt günstig auf die Stuhlbildung ein.

Der Übergang von süßen auf gesalzene Speisen stößt oft
auf großen Widerstand. Auch macht die ungewohnte Farbe
Schwierigkeit und es ist unter Umständen vorteilhaft, als erstes
Gemüse Kartoffelbrei (wegen der dem Milchbrei ähnlichen Farbe)
zu geben. Es soll immer großer Wert darauf gelegt werden, das
Gemüse nie länger als unbedingt notwendig zu kochen, damit
die Vitamine möglichst vollständig erhalten bleiben.

Im zweiten Lebensjahr wird dann von passierten Gemüsen auf unpassierte übergegangen, so daß das Kind allmählich lernt, die Gemüse in jener Zubereitungsart zu essen, wie sie der Erwachsene zu essen gewöhnt ist.

Kompott

Als Kompott, das der Säugling im 5. bis 7. Monat essen lernt, wird anfangs gezuckerter Apfelbrei verwendet und dann, je nach der Jahreszeit, mit Birnen, Kirschen, Pflaumen usw. abgewechselt. Beerenfrüchte sind anfangs zu vermeiden, da manche Kinder darauf Nesselausschlag bekommen.

Wie bei der Zubereitung der Gemüse, muß auch bei der Zubereitung des Kompottes großer Wert darauf gelegt werden, daß nicht durch überlanges Kochen die im Obst enthaltenen Vitamine zerstört werden.

Zu Beginn des zweiten Jahres wird dann das passierte Kompott allmählich verlassen und auf gedünstetes Obst und allmählich auf rohes Obst übergegangen.

Mehlspeisen

Mit 6 bis 8 Monaten fängt man an, dem Kind Mehlspeise zu reichen. Da ein richtiges Kauen erst erlernt werden muß, gibt man zuerst Biskotten, die sich im Mund auch ohne Kauen leicht auflösen. Allmählich werden Keks und Biskuit gegeben. Wenn dann auf richtige Mehlspeisen übergegangen wird, wähle man zuerst leichte Mehlspeisen, wie Aufläufe, Puddings usw. und gehe dann allmählich auf die dem Erwachsenen gewohnten Mehlspeisen über. Bei Brot wird von Weißbrot und Semmel ganz allmählich auf das gewöhnliche Mischbrot übergegangen.

Suppen

Der Wert der Fleischsuppen wird im Volke weit überschätzt. Das Kind soll Suppe essen lernen (9. bis 11. Monat), weil sie in unseren Gegenden auch auf den Tisch des Erwachsenen zu kommen pflegt. Die Fleischsuppe wirkt vielleicht etwas appetitanregend; sie hat jedoch an sich nur wenig Nährwert. Der eigentliche Nährwert liegt in den Einlagen der Suppen (Grieß, Mehlspeisen, Eidotter). Angefangen wird beim Säugling mit Suppen, deren Einlagen dem Säugling keine Eßschwierigkeiten bereiten. Dazu eignet sich sehr gut Grießsuppe, Einbrennsuppe, feine Nudelsuppe. Erst allmählich wird auf andere Suppeneinlagen, wie z. B. Nockerl, Knödel, übergegangen.

Tafeln zur Nahrungsverschreibung für gesunde Kleinkinder

von

C. Pirquet

Tafel 1. Bestimmung der Nahrungsmenge (Speisen und Milchmischung)

Legende: obere Zahl = **Hektonem Milchmischung**, untere Zahl = **Hektonem Speisen**.

Sitzhöhe cm	12	13	14	15	16	17	18	19	20	21	22	23	24	über 24
59											12/12	11/13	9/15	7/17
58								12/12	12/12	12/12	12/12	11/13	9/15	7/17
57						12/11	12/11	12/11	12/11	12/11	12/11	11/12	10/13	8/15
56					12/10	12/10	12/10	12/10	12/10	12/10	12/10	10/12	9/12	7/15
55		12/9	12/9	12/9	12/9	12/9	12/9	11/10	11/10	11/10	11/10	10/11	9/12	8/13
54	12/8	12/8	12/8	12/8	12/8	12/8	11/9	10/10	10/10	10/10	10/10	9/11	8/12	7/13
53	[illegible]	[illegible]	[illegible]	[illegible]	[illegible]	[illegible]	[illegible]	10/10	10/10	10/10	10/10	9/11	8/12	7/13
52	[illegible]	[illegible]	[illegible]	[illegible]	[illegible]	[illegible]	[illegible]	9/10	9/10	9/10	9/10	9/11	9/11	7/12
51	[illegible]	[illegible]	[illegible]	[illegible]	[illegible]	[illegible]	[illegible]	8/10	8/10	8/10	8/10	7/11	7/11	7/11
50	[illegible]	[illegible]	[illegible]	[illegible]	[illegible]	[illegible]	[illegible]	8/10	8/10	8/10	8/10	7/11	7/11	7/11
49	12/3·5	12/4	12/4·5	12/5	11·5/5·5	11/6	10/7	7/10	7/10	7/10	7/10	6/11	6/11	6/11
48	11·5/3	12/3	11·5/3·5	11·5/4	11/5	10·5/5·5	10/6	6/10	6/10	6/10	6/10	5/11	5/11	5/11
47	11·5/[illegible]	12/[illegible]	11·5/[illegible]	11/3·5	11/4	10·5/4·5	10/6	6/10	6/10	6/10	6/10	5/11	5/11	5/11

Each cell gives the feeding formula as **Milchmischung (Hektonem) / Speisen (Hektonem)** (top number over bottom number). Row label = **cm Sitzhöhe**; column label = **Alter in Monaten**.

Sitzhöhe	0	¼	½	1	2	3	4	5	6	7	8	9	10	11	12	Sitzhöhe
44				10·5/0	11·5/0	11/1	10·5/2	9·5/3	9·5/3·5	9/4	9/4·5	9/5	8·5/5·5	8/6	7/7	44
43		7·5/0	9·5/0	10/0	10·5/0	10·5/1	10/2	9/3	9/3	8·5/4	8·5/4·5	8/5	7·5/5·5	7/6	6/7	43
42	5·5/0	7/0	9/0	9·5/0	10·5/0	10/1	9/2	8·5/3	8·5/3	8/4	8/4·5	8/5	7·5/5·5	7/6	6/7	42
41	5/0	6·5/0	8·5/0	9/0	10/0	9·5/1	8·5/2	8/3	8/3	7·5/4	7/4·5	7/5	6·5/5·5	6/6	5/7	41
40	5/0	6·5/0	8/0	8·5/0	9·5/0	9/1	8/2	7·5/3	7·5/3	7/4	6·5/4·5	6/5	5·5/5·5	5/6	5/6	40
39	4·5/0	6/0	8/0	8·5/0	9/0	8·5/1	7·5/2	7/3	7/3	6·5/4	6/4·5	6/5	5·5/5·5	5/6	5/6	39
38	4·5/0	6/0	7·5/0	8/0	8·5/0	8/1	7/2	6·5/3	6·5/3	6/4	5·5/4·5	5/5	5/5	5/5	5/5	38
37	4/0	5·5/0	7/0	7·5/0	8/0	7·5/1	6·5/2	6/3	6/3	5·5/4	5/4·5	5/4·5				37
36	4/0	5/0	6·5/0	7/0	7·5/0	7/1	6·5/2	5·5/3	5·5/3	5/4	5/4	5/4				36
35	3·5/0	5/0	6/0	6·5/0	7/0	6·5/1	6/2	5/3	5·5/3	5·5/3·5						35
34	3·5/0	4·5/0	6/0	6·5/0	6·5/0	6/1	5·5/2	5·5/3	5/3							34
33	3·5/0	4·5/0	5·5/0	6/0	6·5/0	5·5/1	5/2	5/2								33
32	3/0	4/0	5/0	5·5/0	6/0	5/1	5·5/1									32
31	3/0	4/0	5/0	5/0	5·5/0	5/1										31
30	3/0	3·5/0	4/0	5/0	5/0	5·5/0										30

Right-hand continuation of the same table (age columns beyond 12; only the tall rows extend here):

Sitzhöhe	13	14	15	16	17	18	19	20	21	22	23	24	25
44	7/7	6/8	6/8	5/9	5/9	5/9	5/9	5/9	5/9	5/9	5/9		5/9
43	6/7	5/8	5/8	5/8	5/8	5/8	5/8	5/8	5/8	5/8		5/8	
42	6/7	5/8	5/8	5/8	5/8	5/8	5/8	5/8	5/8				
41	5/7	5/7	5/7	5/7	5/7	5/7							
40	5/6	5/6	5/6	5/6									
39	5/6	5/6											

cm Sitzhöhe — Alter in Monaten

Das Alter des Kindes in Monaten und Tagen wird erfragt, die Sitzhöhe in Zentimetern gemessen. Man sucht nun die Sitzhöhezahl in den senkrechten Säulen links oder rechts, dann das Monatsalter in den wagrechten Linien unten oder oben. Wo sich die senkrechte Säule und die wagrechte Linie schneiden, findet man die Formel für das Kind.

1. Beispiel: 35 cm Sitzhöhe, Alter 1 Monat und 10 Tage. Links unten findet man 35, geht in der Linie nach rechts bis zu der Säule, an deren unterem Ende 1 bis 2 Monate steht. Die Formel ist: 6·5/0 , das heißt, daß das Kind 6·5 Hektonem Milchmischung, aber noch keine Speisen zu erhalten hat.

2. Beispiel: 44 Sitzhöhe, 6 Monate und 18 Tage. Formel: 9·5/3·5

9·5 Hektonem Milchmischung und 3·5 Hektonem Speisen.

Tafeln zur Nahrungsverschreibung für gesunde Kleinkinder

von

C. Pirquet

Tafel 2. Verteilung der Nahrungsmenge

Hektonem Milchmischung		3	3·5	4	4·5	5	5·5	6	6·5	7	7·5	8	8·5	9	9·5	10	10·5	11	11·5	12
Zur Herstellung der Milchmischung für einen ganzen Tag	Zucker g	26	30	34	38	43	47	51	55	60	63	66	71	75	79	84	88	91	96	100
	Wasser cm³	150	175	200	225	250	275	300	325	350	125	133	143	150	158	168	175	183	192	200
	Milch cm³	150	155	200	225	250	275	300	325	350	375	397	427	450	472	502	525	547	578	600
		Sibo									Sesquibo									
Fertige Milchmischung cm³		300	350	400	450	500	550	600	650	700	500	530	570	600	630	670	700	730	770	800
0 Hektonem Speisen — Verteilung der Milchmischung auf die einzelnen Mahlzeiten in Kubikzentimetern	Mo (Morgen)	50	60	70	80	80	90	100	110	120	80	90	100	100	110	110	120	130	130	140
	Vm (Vormittag)	50	50	60	70	80	90	100	110	120	80	80	90	100	100	110	120	120	130	140
	Mi (Mittag)	50	60	70	80	90	100	100	110	120	90	90	100	100	110	120	120	130	140	140
	Nm (Nachmittag)	50	60	60	70	80	90	100	110	120	80	90	90	100	100	110	120	120	130	140
	Ab (Abend)	50	60	70	80	90	90	100	110	120	90	90	100	100	110	120	120	130	140	140
	Na (Nachabend)	50	60	70	70	80	90	100	100	100	80	90	90	100	100	110	100	100	100	100
Mi 50 — 1 Hektonem Speisen — Dufa = 56 Milch (Alle Zahlen bedeuten Gramm) — 4 Grieß — 4 Zucker	Mo					100	100	120	130	140	100	100	110	120	120	130	140	140	150	160
	Vm					90	100	110	120	130	90	100	110	110	120	120	130	140	140	150
	Mi					40	50	50	60	70	40	40	50	50	60	70	70	80	90	90
	Nm					90	100	110	120	130	90	100	100	110	110	120	130	130	140	150
	Ab					90	100	110	120	130	90	100	110	110	120	130	130	140	150	150
	Na					90	100	100	100	100	90	90	100	100	100	100	100	100	100	100
Mi 50 50 — 2 Hektonem Speisen — Dufa 50 Duve = 50 Spinat oder 24 Kartoffel — Duve 5 Butter 30 Milch — 2 Mehl 3·5 Butter — 10 Milch (Kartoffelbrei)	Mo					100	120	130	140	150	100	110	120	130	140	150	150	160	170	180
	Vm					100	110	120	140	150	100	110	120	120	130	140	150	160	170	170
	Nm					100	110	120	130	150	100	100	110	120	130	140	150	150	160	170
	Ab					100	110	130	140	150	100	110	120	130	130	140	150	160	170	180
	Na					100	110	100	100	100	100	100	100	100	100	100	100	100	100	100
Mi 50 50 — Ab 50 50 — 3 3·5 Hektonem Speisen — Duve — Duco — 50 Duco (Kompott) = 30 Obst 13 Zucker — Biskotten 10 — Dufa	Mo					100	130	150	180	200	100	120	140	150	170	190	200	230	270	300
	Vm					100	100	100	100	100	100	100	100	100	100	100	100	100	100	100
	Nm					100	120	150	170	200	100	110	130	150	160	180	200	200	200	200
	Ab					100	100	100	100	100	100	100	100	100	100	100	100	100	100	100
	Na					100	100	100	100	100	100	100	100	100	100	100	100	100	100	100
4 4·5 5 5·5 6 Hektonem Speisen	Mo																			

						Duco	2·5 Butter
	50	50	50	50	50		
	10	10	10	20	20	Biskotten	200 Wasser oder
Ab	50	50	50	50	50	Dufa	Fleischbrühe

Mahlzeit	7	8	9	10	11	12	13	15	Hektonem Speisen
Mo	—	—	13	13	13	13	13	25	Weißbrot (Semmel)
	—	—	—	—	9	9	17	17	Butter
Vm	1	1	1	1	1	1	1	1	Ei (ganzes Ei)
	13	13	25	25	25	25	25	25	Weißbrot (Semmel)
Mi	100	100	100	100	100	100	100	200	Suppe
	—	—	—	—	—	20	20	40	Fleisch
	50	100	100	100	100	100	100	100	Duve
	50	50	50	50	50	50	50	50	Duco
	20	20	20	20	20	20	20	20	Mehlspeise (Biskuit, Keks)
Ab	100	100	100	150	150	150	150	200	Dufa
	—	—	—	—	17	30	30	30	Brot (gewöhnliches Brot)

	5	5·5	6	6·5	7	7·5	8	8·5	9	9·5	10	10·5	11	11·5	12
Mo	150	180	200	250	300	150	170	190	200	230	270	300	330	370	400
Vo	100	100	100	100	100	100	100	100	100	100	100	100	100	100	100
Nm	150	170	200	200	200	150	160	180	200	200	200	200	200	200	200
Ab	100	100	100	100	100	100	100	100	100	100	100	100	100	100	100
Hektonem	5	5·5	6	6·5	7	7·5	8	8·5	9	9·5	10	10·5	11	11·5	12

Beispiel der Anwendung: Auf Tafel I ist für ein Kind von 6½ Monaten und 44 Sitzhöhe die Formel $\frac{9\cdot5}{3\cdot5}$ gefunden worden. Man sucht in Tafel II zuerst links die Leitzahl 3·5 und darunter das Gewicht der fertigen Speisen, welche mittags und abends zu geben sind (mittags 50 g Duve, 50 g Duco, 10 g Biskotten, abends 50 g Dufa). Dann geht man nach rechts, bis man zu der Kolonne kommt, über der oben 9·5 steht. Dort findet man die Mengen der Milchmischung Sesquibo, welche bei jeder einzelnen Mahlzeit zu verabfolgen sind (Mo 170 g, Vm 100 g, Nm 160 g, Ab 100 g, Na 100 g). Die Zubereitung der Milchmischung aus ihren einzelnen Bestandteilen findet man oben unterhalb der Zahl 9·5.

Sitzhöhe (Si) ist die Distanz zwischen Scheitelhöhe und Sitzfläche, ein Maß des Nahrungsbedarfs.

Sibo (Lac simplex bovinum): Kuhmilch, mit Wasser zu Halbmilch verdünnt, mit Zucker auf den Nährwert der Frauenmilch gebracht.

Sesquibo (Lac sesquiplex bovinum): Kuhmilch mit Wasser zu Dreiviertelmilch verdünnt, mit Zucker auf den anderthalbfachen Nährwert der Frauenmilch gebracht.

Dufa (Duplex farina): Brei aus Weizengries, Kuhmilch und Zucker; auf den doppelten Nährwert der Frauenmilch eingekocht.

Duve (Duplex vegetabile): Gemüse (Vegetabilien) mit Zusätzen auf den doppelten Nährwert der Frauenmilch eingekocht.

Duco (Duplex compositum): Obst mit Zucker als Kompott auf den doppelten Nährwert der Frauenmilch eingekocht.

Verlag von Julius Springer, Wien

Kochrezepte

Im folgenden werden einige Rezepte, nach denen die Säuglingsnahrungen in der Milchküche der Wiener Kinderklinik hergestellt werden, angeführt. Es wird auch die Zubereitung der am meisten für den Privathaushalt in Betracht kommenden Milchmischungen angegeben, so wie sie im Haus leicht durchgeführt werden kann.

Sibo
Lac bovinum simplex
„Halbmilch" mit 8·5% Zucker

Bereitung in der Milchküche

Hälfte des Nemwertes Milch, Hälfte des Nemwertes 17% Zuckerlösung (Sisa). Hälfte der Grammenge Milch, Hälfte der Grammenge 17% Zuckerlösung (Sisa).

100 cm³ Sibo	100 n
50 cm³ Milch	50 n
50 „ Sisa	50 „
100 cm³	100 n

Sibo ist eine Gleichnahrung, welche beim gesunden, künstlich genährten Säugling als Normalnahrung verwendet wird. Dem kranken Säugling wird Sibo gegeben, wenn großer Durst oder Wassermangel vorhanden ist.

Bereitung von Sibo im Haushalte

a) **Bei pasteurisierter Milch.** Man gibt in einen Kochtopf die in der folgenden Tabelle· geforderte Menge Wasser, dann steckt man den trockenen Kochlöffel in das Wasser, nimmt ihn wieder heraus und macht eine Kerbe am Kochlöffel in der Höhe des Wasserstandes. Nun wird der Zucker in der vorgeschriebenen Quantität zugegeben, der Topf auf den Herd gestellt, der Zucker verrührt und bis zum Aufkochen gebracht. Nun prüft man mittels der Kerbe am Kochlöffel, ob das gekochte Zuckerwasser wieder das Volumen des Wassers (vor dem Zuckerzusatz) erreicht hat. Geht das Zuckerwasser über die Kerbe, so muß man noch weiter einkochen, geht es nicht bis zur Kerbe, so muß man noch Wasser bis zur Kerbe nachfüllen.

Nun wird das Zuckerwasser zuerst gekühlt, die kalte Milch in der geforderten Menge zugesetzt und die Milchmischung sofort wieder kalt gestellt (Eiskasten, Wasserleitung oder Topf mit kaltem Wasser).

b) **Bei roher Milch** ist eine solche Genauigkeit überflüssig. Man gibt in einen Kochtopf zuerst die geforderte Wassermenge, dann den Zucker, rührt unter leichtem Erwärmen, bis der Zucker aufgelöst ist, setzt dann die geforderte Milchmenge zu, kocht das Ganze einmal tüchtig auf; dann kühlt man die Mischung im Kochtopf in kaltem Wasser ab und stellt sie kalt auf.

Nobel-Pirquet, Kinderpflege   **4**

Ausführung der Sibo-Vorschreibung von Tabelle C

Sibo	300	350	400	450	500	550	600	650	700
Wasser	150	175	200	225	250	275	300	325	350
Zucker	25	30	34	38	42	47	51	55	60
Milch	150	175	200	225	250	275	300	325	350

Sibovia
Sibo mit Vitamin A

100 cm³ Sibovia....	100 n
50 cm³ Milch	50 n
12 „ Trisa	36 „
1% = 2 „ 50% Leber-tran-Emulsion	14 „
36 „ Wasser	— „
100 cm³	100 n

Sibovia enthält 2% 50%ige Lebertran-Emulsion, das entspricht 1% Lebertran. Durch Sibovia wird Vitamin A zugeführt. Alle anderen Milchmischungen können in gleicher Weise mit Vitamin A angereichert werden.

Siboviac
Sibo mit Vitamin A und C

100 cm³ Siboviac	100 n
50 cm³ Milch	50 n
12 „ Trisa	36 „
1% = 2 „ 50% Leber-tran-Emulsion	14 „
1% = 1 „ Zitronensaft	—
35 „ Wasser	—
100 cm³	100 n

Durch Zusatz von 1% frischen Zitronensaft wird Sibovia mit Vitamin C angereichert, ohne daß die Milch dabei gerinnt.

Sesquibo
Lac bovinum sesquiplex (eineinhalbfach)
„Dreiviertel" Milch mit 12·5% Zucker
Bereitung in der Milchküche

Hälfte des Nemwertes Milch, Hälfte des Nemwertes 50%ige Zuckerlösung (Trisa). 3/4 der Grammenge Milch, 1/4 der Grammenge 50%ige Zuckerlösung (Trisa).

67 cm³ Sesquibo...	100 n
50 cm³ Milch	50 n
17 „ Trisa	50 „
67 cm³	100 n

100 cm³ Sesquibo	150 n
75 cm³ Milch	75 n
25 „ Trisa	75 „
100 cm³	150 n

Sesquibo ist eine eineinhalbfach konzentrierte Milchmischung, die bei der Ernährung des gesunden Kindes verwendet wird, wenn sehr große Mengen von Milch gegeben werden sollen. Bei der Ernährung des kranken Säuglings wird Sesquibo verwendet, wenn es erwünscht ist, ein kleineres Volumen als Gleichnahrung zu verab-

Bereitung im kleinen

75 cm³ Milch	75	n
25 „ Wasser....	—	
12·5 g Zucker....	75	„
auf 100 cm³ einkochen.	150	n

folgen. Dies kann sein bei Appetitmangel, bei Trinkschwierigkeiten und Erbrechen.

Bereitung von Sesquibo im Haushalte

1. Genaue Ausführung mit pasteurisierter Milch. Wie bei Sibo (S. 49) wird zuerst das geforderte Wasser in den Kochtopf gegeben, dann der Kochlöffel gekerbt, dann der Zucker zugesetzt; nach dem Kochen der Flüssigkeitsspiegel korrigiert, die Zuckerlösung abgekühlt und mit der geforderten Milchmenge versetzt; die Mischung kalt gestellt.

2. Ausführung mit roher Milch. Wie bei Sibo: Wasser in den Topf, dann Zucker auflösen, Milch zusetzen, aufkochen, abkühlen, kaltstellen.

Geforderte Mengen Sesquibo:

cm³	**Sesquibo**	300	350	400	450	500	550	600	650	700	750	800
cm³	Wasser	75	88	100	112	125	137	150	163	175	188	200
g	Zucker	38	44	50	56	63	69	75	81	88	94	100
cm³	Milch	225	262	300	338	375	413	450	487	525	562	600

3. Vereinfachte Darstellung von Sesquibo für ältere Säuglinge (über 6 Monate) und Kinder. Die 1¹/₂fache Nahrung wird dadurch hergestellt, daß zu jedem Hektonem Vollmilch ¹/₂ Hektonem Zucker zugesetzt wird, also zu je 100 cm³ Milch 8·5 g Zucker. Der Zucker wird in die Milch eingerührt. Eine genaue Einstellung des Volumens kann entfallen.

cm³	**Sesquibo**	300	350	400	450	500	550	600	650	700	750	800
cm³	Milch	300	350	400	450	500	550	600	650	700	750	800
g	Zucker	26	30	34	38	43	47	51	55	60	64	68

Dubo
Lac bovinum duplex
Bereitung in der Milchküche

¹/₄ des Nemwertes Milch, ³/₈ des Nemwertes Zucker und ³/₈ Fett

50 cm³ Dubo	100	n
25 cm³ Milch	25	n
12 5 „ Trisa	37·5	„
12·5 „ 20% Sahne	37·5	„
50 cm³	100	n
100 cm³ Dubo	200	n
50 cm³ Milch	50	n
25 „ Trisa	75	„
25 „ 20% .Sahne	75	„
100 cm³	200	n

Dubo ist eine Doppelnahrung, die bei Appetitmangel, Erbrechen, Schwierigkeit in der Nahrungsaufnahme, Anwendung findet. Durch Dubo wird wenig Flüssigkeit zugeführt und es muß sehr geachtet werden, daß das Flüssigkeits-Minimum nicht für längere Zeit unterschritten wird.

Bereitung im kleinen

100 cm³ Milch.....	100 n
17 „ Zucker ...	100 „
auf 100 cm³ einkochen .	200 n

Tribo

Triplex bovinum

Ungefähr $\frac{1}{4}$ des Nemwertes Milch, $\frac{1}{3}$ Sahne (45%,) $\frac{1}{3}$ Zucker.

33 cm³ Tribo	100 n
25 cm³ Milch	25 n
6·4 cm³ Sahne 45% .	40 „
5·8 g Zucker	35 „
33 g	100 n

Tribo ist eine dreifache Milchmischung, ist sehr fettreich. Es findet Anwendung bei Mastkuren und bei schlecht gedeihenden sowie bei erbrechenden Kindern (Pylorospasmus).

100 cm³ Tribo	300 n
75 cm³ Milch	75 n
20 „ Sahne 45%	120 „
17·5 g Zucker	105 „
100 cm³	300 n

Trisa

Triplex saccharum

50%ige wässerige Zuckerlösung

33 cm³ Trisa	100 n
33 cm³ Wasser	—
17 g Zucker	100 n
auf 33 cm³ einkochen ...	100 n

Trisa ist eine dreifache Nahrung aus Zucker und wird in der Milchküche als Zusatzflüssigkeit verwendet.

100 cm³ Trisa	300 n
100 cm³ Wasser	—
50 g Zucker........	300 n
auf 100 cm³ einkochen...	300 n

Sisa

Simplex saccharum

17 %ige wässerige Zuckerlösung

100 cm³ Sisa ...	100 n
100 cm³ Wasser	—
17% = 17 g Zucker ...	100 n
auf 100 cm³ einkochen	100 n

Sisa ist eine Gleichnahrung aus Zucker und wird als Zusatzflüssigkeit zu den Milchmischungen verwendet. Tee wird auch meist als Zucker-Gleichnahrung hergestellt.

Duhu

Lac humanum duplex
Frauenmilch mit 17% Zucker

Hälfte des Nemwertes Frauenmilch, Hälfte des Nemwertes Zucker

50 cm³ Duhu	100 n
50 cm³ Frauenmilch	50 n
8·5 g Zucker	50 „
50 cm³	100 n

100 cm³ Duhu	200 n
100 cm³ Frauenmilch	100 n
17% = 17 g Zucker	100.,
100 cm³	200 n

Duhu ist eine Doppelnahrung aus Frauenmilch und Zucker und wird hauptsächlich bei der Ernährung von Frühgeburten verwendet. Wegen des geringen Eiweißwertes soll Duhu nicht länger als sechs Wochen gegeben werden.

Sesquihu

Lac humanum sesquiplex (eineinhalbfach)
Frauenmilch mit 8½% Zucker

$^2/_3$ des Nemwertes Frauenmilch, $^1/_3$ des Nemwertes Zucker.

67 cm³ Sesquihu ..	100 n
67 cm³ Frauenmilch	67 n
5·5 g Zucker	33 „
67 cm³	100 n

100 cm³ Sesquihu ..	150 n
100 cm³ Frauenmilch	100 n
8·5% = 8·5 g Zucker	50 „
100 cm³	150 n

Sesquihu ist eine eineinhalbfache Nahrung aus Frauenmilch und Zucker, und findet Anwendung, wenn wegen Appetitmangel, Erbrechen, Schwierigkeit der Nahrungsaufnahme Ernährung mit reiner Frauenmilch nicht möglich ist.

Dufa

Duplex farina
Milch mit 8% Zucker und 8% Grieß

Ungefähr $^1/_2$ des Nemwertes Milch, $^1/_4$ Grieß, $^1/_4$ Zucker.
Dicker Grießbrei, der mit dem Löffel gefüttert werden muß.

50 g Dufa	100 n
56 cm³ Milch	56 n
4 g Grieß	20 „
4 „ Zucker	24 „
auf 50 g einkochen	100 n

Dufa ist eine dickbreiige Doppelnahrung, welche zu Beginn des 3. bis 5. Monates als Beifütterung gegeben wird. Dufa findet als dicker Brei auch bei der Ernährung von nervösen Brechern und beim Pylorospasmus Verwendung.

100 g Dufa	200 n
112 cm³ Milch	112 n
8 g Grieß	40 „
8 „ Zucker	48 „
auf 100 g einkochen ....200 n	

Eiweißmilch

Eiweißmilch ist Butter- oder Magermilch, in welcher der Eiweiß-gehalt durch Zusatz von Milcheiweiß bedeutend erhöht ist. Außerdem ist der Molkenanteil herabgesetzt.

100 cm³ Eiweißmilch ...	100 n
100 cm³ FINKELSTEINsche	
Eiweißmilch	60 n
6·6 g Zucker	40 „
auf 100 cm³ einkochen ..	100 n

FINKELSTEINsche Eiweißmilch: Zu 1 l Vollmilch gibt man 1 Eßlöffel Labessenz oder 10 g Pegnin, stellt das Ganze in ein Wasserbad von 70° C und läßt es ½ Stunde stehen. Der so entstandene Käse kommt auf ein Seihtuch und wird durch Übergießen mit kaltem Wasser abgekühlt, nachher 1 Stunde zum Abtropfen in den Eisschrank gehängt. Der Käse wird, nachdem die Molke abgetropft ist, unter sanftem Reiben durch ein Haarsieb fünf bis sechsmal passiert. Beim Passieren wird ½ l Wasser beigemengt. Nachher mischt man ¼ l Magermilch bei und läßt das Ganze unter tüchtigem Schlagen aufkochen. Durch Zusatz von 6·6% Zucker wird die Eiweißmilch auf Gleichnahrung gebracht.

Eiweißmilch wird bei schweren Ernährungsstörungen als Heilnahrung verwendet. Geachtet muß werden, daß Eiweißmilch vor der Fütterung nicht unnötig lange eingewärmt wird, weil sich sonst Knollen bilden können, die den Sauger verlegen.

Dubofa

Duplex bovinum farina

Dünner Mehlbrei, der durch den Sauger gefüttert wird. Ungefähr $^6/_{10}$ des Nennwertes Milch, $^3/_{10}$ Zucker, $^1/_{10}$ Mehl.

50 g Dubofa ..	100 n
60 cm³ Milch..	60 n
1 g Mehl	5 „
6 „ Zucker ..	35 „
auf 50 g einkochen	100 n

Dubofa ist eine dünnbreiige Doppelnahrung und wird dort verwendet, wo Dufa wegen der dickbreiigen Konsistenz und der nötigen Löffelfütterung nicht gegeben werden kann.

100 g Dubofa ......200 n	
120 cm³ Milch ......120 n	
2 g Mehl .... 10 „	
12 „ Zucker .... 70 „	
auf 100 g einkochen ....200 n	

Trifa
Triplex farina

Trifa ist ein Grießbrei, der mit dem Löffel gefüttert werden muß.

33 g Trifa	....	100 n
40 cm³ Milch	......	40 n
2·4 g Grieß	.....	12 „
1·5 „ Zucker	.....	9 „
3·25 „ Butter	.....	39 „
auf 33 g einkochen	...	100 n
100 g Trifa	....	300 n
120 cm³ Milch	......	120 n
7·2 g Grieß	......	36 „
4·5 „ Zucker	.....	27 „
13 „ Butter	......	117 „
auf 100 g einkochen	....	300 n

Trifa ist ein Grießbrei als dreifache Nahrung. Bei Pylorospasmus und nervösem Erbrechen wird Trifa wegen seiner starken Konzentration, der breiigen Konsistenz und der Löffelfütterung gerne verwendet. Wenn Trifa als alleinige Nahrung gegeben wird, muß geachtet werden, daß das Flüssigkeitsminimum nicht für zu lange Zeit unterschritten wird.

Duve
Duplex vegetabile

Gemüsebrei-Doppelnahrung, der Hauptnährwert liegt in der Einbrenne.

100 n Spinat	....	50 g
20 n Spinat	....	50 g
10 „ Magermilch	....	20 „
10 „ Mehl	....	2 „
60 „ Butter	....	5 „
— Salz	....	1 „
100 n einkochen auf	....	50 g

100 n Kartoffelbrei	.....	50 g
30 n Kartoffeln	....	24 g
30 „ Magermilch	......	60 „
40 „ Butter	....	3·4 „
— Salz	....	1 „
100 n einkochen auf	....	50 g

100 n Karotten	....	50 g
20 n Karotten	....	40 g
10 „ Mehl	....	2 „
10 „ Zucker	....	1·7 „
50 „ Butter	....	4·2 „
10 „ Magermilch	.....	20 „
— Salz	....	1 „
100 n einkochen auf	...	50 g

100 n Kohlsprossen	.....	50 g
20 n Kohlsprossen	.....	50 g
10 „ Mehl	....	2 „
60 „ Butter	....	5 „
10 „ Milch	....	20 „
— Salz	....	1 „
100 n einkochen auf	....	50 g

Zu Beginn des 4. bis 6. Monates wird dem Säugling Gemüsebrei zugefüttert. In passierter Form kann jedes Gemüse verwendet werden.

Gemüse für größere Kinder

10 Hn Kochsalat à	....	100 g
4 Hn Kochsalat	......	1000 g
2 „ Milch	....	200 „
2 „ Mehl	....	40 „
2 „ Butter	....	17 „
— „ Salz	....	4 „
10 Hn mit Wasser auf	.	1000 g

10 Hn Sauerkraut à	....	67 g
2 Hn Sauerkraut	...	600 g
5·75 „ Fett	....	43 „
2 „ Mehl	....	40 „
0·25 „ Zwiebel	......	50 „
— Salz	....	10 „
10 Hn mit Wasser auf		670 g

10 Hn grüne Erbsen à	50	g
3 Hn Erbsen	300	g
5 „ Butter	42	„
1·5 „ Mehl	30	„
0·5 g Zucker.......	8·5	„
— Salz	5	„
— Petersilie	3	„
10 Hn mit Wasser auf . 500		g

10 Hn Linsen à	50	g
5 Hn Linsen	125	g
1 „ Mehl	20	„
3 „ Speck	30	„
0·5 „ Zucker	8·5	„
0·5 „ Zwiebel	100	.,
— Essig	30	„
— Suppe	100	„
— Salz	10	„
— Pfeffer	2	„
10 Hn mit Wasser auf 500		g

Alle Gewichte der Gemüse verstehen sich in rohem, geputztem Zustand.

Duco
Duplex compositum

Kompott als Doppelnahrung
Brei aus gekochten Früchten

100 n Apfelkompott	50 g
20 n Äpfel	30 g
80 „ Zucker	13 „
100 n mit Wasser auf	50 g

100 n Pflaumenkompott .	50 g
20 n Pflaumen	30 g
80 „ Zucker	13 „
100 n mit Wasser auf ...	50 g

100 n Birnenkompott ...	50 g
20 n Birnen	30 g
80 „ Zucker	13 „
100 n mit Wasser auf ...	50 g

100 n Kirschenkompott .	50 g
20 n Kirschen	30 g
80 „ Zucker	13 „
100 n mit Wasser auf ...	50 g

Kompott wird zu Beginn des 5. bis 7. Monates gegeben, um dem Kind C-Vitamin zuzuführen. Kompott wird kühl gefüttert 28 bis 30° C.

Mehlspeisen

10 Hn Biskotten à	20 g
2 Hn Ei	2 Eier
0·2 „ Eiklar	1 Eiklar
4·5 „ Zucker	76 g
3·3 „ Mehl	66 „
— Salz	1 „
10 Hn	200 g

10 Hn Kakes à....	15 g
4 Hn Mehl	80 g
2 „ Zucker	34 „
3·2 „ Butter	27 „
0·8 „ Dotter	1 Dotter
— Salz	1 g
— Natron	1 „
10 Hn·	150 g

10 Hn Biskuit à	20 g
2 Hn Ei	2 Eier
4 „ Mehl	80 g
4 „ Zucker	68 „
— Salz	1 „
10 Hn	200 g

Mehlspeisen für größere Kinder

10 Hn Apfelstrudel à .	35 g
2 Hn Mehl	40 g
1·5 „ Äpfel	225 „
3 „ Zucker	51 „
2·5 „ Butter	22 „
1 „ Brösel	20 „
— Zimmt	2 „
10 Hn	350 g

10 Hn Kaiserschmarrn à	25 g
2 Hn Ei	2 St.
1 „ Zucker	17 „
0·5 „ Milch	50 „
2·8 „ Mehl	56 „
3 „ Butter	25 „
0·7 „ Rosinen	17 „
— Salz	2 „
10 Hn	250 g

10 Hn Grießauflauf à ...	30 g
2 Hn Grieß	40 g
1 „ Milch	100 „
3 „ Butter	25 „
1 „ Zucker	17 „
1 „ Himbeersaft	50 „
2 „ Ei	2 St.
— Zitronenschale ..	5 g
— Salz	5 „
10 Hn	300 g

10 Hn Semmelknödel à ..	30 g
5 Hn Semmel	125 g
2 „ Fett	15 „
1 „ Milch	100 „
1 „ Ei	1 St.
1 „ Mehl	20 g
— Zwiebel	50 „
— Petersilie	50 „
— Salz	20 „
— Wasser	1000 „
10 Hn	300 g

Suppen

100 n Grießsuppe	67 g
25 n Grieß	5 g
75 „ Butter	6·2 „
100 n auf	67 g

100 n Mehlsuppe	67 g
25 n Mehl	5 g
75 „ Butter	6·2 „
100 n auf	67 g

Suppen für größere Kinder

10 Hn Einmachsuppe à	150 g
1·3 Hn Fleischbrühe .	1300 g
4·7 „ Butter	40 „
2 „ Mehl	40 „
2 „ Kalbfleisch ..	100 „
— Salz	10 „
10 Hn einkochen auf	1500 g

10 Hn Nockerlsuppe à	150 g
1·5 Hn Fleischbrühe .	1500 g
3·5 „ Mehl	70 „
4 „ Butter	34 „
1 „ Ei	1 Stück
— Salz	5 g
10 Hn einkochen auf	1500 g

50% Lebertranemulsion

14·3 cm³ Lebertranemulsion	100 n
7·15 cm³ Lebertran ...	95 n
0·8 g Zucker	5 „
14·3 cm³	100 n

Es werden 7 g Carragen (Isländisches Moos) mit 600 cm³ Wasser auf 450 cm³ eingedampft, filtriert, 56 g Zucker zugesetzt. Die Flüssigkeit wird kalt in eine Liter-

$$\frac{\underline{100\,cm^3\ Lebertranemulsion\quad 700\,n}}{\begin{array}{ll}50\ cm^3\ \text{Lebertran} \dots & 666{\cdot}7\,n\\ 5{\cdot}6\ g\ \text{Zucker} \dots\dots & 33{\cdot}6\ ,,\end{array}}$$

$$\overline{100\ cm^3 \qquad\qquad\qquad 700\,n}$$

flasche gefüllt, nach und nach 500 g Lebertran zugesetzt und durch kräftiges Schütteln emulgiert. Die Menge wird mit Wasser auf 1000 cm³ aufgefüllt.

Lebertranemulsion wird verwendet, um reichlich das fettlösliche Vitamin A zuzuführen. Die Form der Emulsion wird wegen der leichten Verdaulichkeit gewählt. Die Lebertranemulsion wird der Milch beigemischt und in Form von Sesquibovia meist prophylaktisch angewendet. Bei Rachitis, Tetanie, Keratomalacie werden meist größere Mengen, bis zu 20 cm³ gegeben.

Lebertranemulsion wird vom Säugling im allgemeinen gut genommen, nur manchmal nicht gut vertragen. Es muß stets der Stuhl genau angesehen werden, ob Zeichen schlechter Fettverdauung auftreten (Fettseifenstühle, Fettstühle).

Für die Verschreibung der Säuglingsnahrungen in Kinderambulatorien kann folgendes Schema zur Orientierung der Mütter benützt werden.

Tabelle 10

Schema für die Zusammensetzung der verschiedenen Säuglingsnahrungen zu je 1 Dezinemsiqua bei wechselnden Sitzhöhen (von 30—50 cm)

N a h r u n g s m e n g e — 1 dn Siqua

	Sitzhöhe cm	Nem	Volumen cm³	Eßlöffel Milch	Eßlöffel Wasser	Würfel Zucker
Sibo	30—33	100	100	3·3	3·3	1·6
	34—36	120	120	4·0	4·0	2·0
100 g = 100 n	37—38	140	140	4·7	4·7	2·4
	39—41	160	160	5·3	5·3	2·8
	42—43	180	180	6·0	6·0	3·0
	44—45	200	200	6·7	6·7	3·4
	46—47	220	220	7·3	7·3	3·8
	48—50	240	240	8·0	8·0	4·0
Sesquibo	30—33	100	67	3·3	1·1	1·6
	34—36	120	80	4·0	1·3	2·0
100 g = 150 n	37—38	140	94	4·7	1·6	2·4
	39—41	160	107	5·3	1·7	2·8
	42—43	180	120	6·0	2·0	3·0
	44—45	200	133	6·7	2·2	3·4
	46—47	220	147	7·3	2·4	3·8
	48—50	240	160	8·0	2·6	4·0

	Sitzhöhe cm	Ncm	Volumen cm³	Eßlöffel Milch	Eßlöffel Wasser	Würfel Zucker
Dubo	30—33	100	50	3·3		1·6
	34—36	120	60	4·0		2·0
100 g = 200 n	37—38	140	70	4·7		2·4
	39—41	160	80	5·3		2·8
	42—43	180	90	6·0		3·0
	44—45	200	100	6·7		3·4
	46—47	220	110	7·3		3·8
	48—50	240	120	8·0		4·0

	Sitzhöhe cm	Ncm	Volumen cm³	Eßlöffel Milch	Kaffeel. Grieß	Würfel Zucker
Dufa	30—33	100	50	3·7	0·8	0·8
	34—36	120	60	5·1	1·0	1·0
100 g = 200 n	37—38	140	70	6·0	· 1·2	1·2
	39—41	160	80	6·8	1·2	1·4
	42—43	180	90	7·7	1·4	1·5
	44—45	200	100	7·5	1·5	1·5
	46—47	220	110	9·4	1·8	1·7
	48—50	240	120	10·2	2·0	1·8

	Sitzhöhe cm	Ncm	Volumen cm³	Eßlöffel Milch	Kaffeel. Mehl	Würfel Zucker
Dubofa	30—33	100	50	4·0	0·2	1·2
	34—36	120	60	4·8	0·3	1·5
100 g = 200 n	37—38	140	70	5·6	0·3	1·8
	39—41	160	80	6·4	0·4	2·0
	42—43	180	90	7·2	0·4	2·3
	44—45	200	100	8·0	0·5	2·5
	46—47	220	110	8·8	0·5	2·3
	48—50	240	120	9·6	0·6	3·0

100 g Dufa	100 g Dubofa	100 g Duve
7·5 Eßl. Milch	8 Eßl. Milch	¹/₁₀ kg passierte Kartoffeln
1·5 Würfel Zucker	2·5 Würfel Zucker	½ Kaffeelöffel Butter
1·5 Kaffeelöffel Grieß	0·5 Kaffeelöffel Mehl	1½ Eßlöffel Milch

Wenn z. B. ein Säugling mit einer Sitzhöhe von 35 cm 5 dnsq Sibo bekommen soll, so würde er nach obiger Zusammenstellung 20 Eßlöffel Milch = 300 n und 5 dkg Zucker = 300 n, sowie 20 Eßlöffel Wasser erhalten.

$$
\begin{aligned}
&1 \text{ Eßlöffel} &&= 15 \text{ cm}^3 \\
&1 \text{ Kinderlöffel} &&= 10 \text{ „} \\
&1 \text{ Kaffeelöffel} &&= 5 \text{ „} \\
&1 \text{ Würfel Zucker} &&= 5 \text{ g}
\end{aligned}
$$

Ernährungstechnik

Saugerfütterung

Das Trinken aus der Flasche kann bisweilen große Schwierig-keiten machen und bedarf daher einer besonderen Technik.

Die richtig zubereitete Nahrung muß dem Säugling auch in der richtigen Weise gereicht werden. Die Nahrungsaufnahme soll dem Kinde wirklich ein Vergnügen sein. Die Flasche mit der zubereiteten Milchmischung wird im Wasserbad auf 40° bis 45° C erwärmt, indem man in ein Gefäß 60° bis 65° C warmes Wasser gibt und die verschlossene Flasche hineinstellt; nach fünf Minuten ist meist die richtige Temperatur der Milch erreicht.

Der Sauger wird, falls er nicht eben ausgekocht ist, mit klarem Wasser gut durchgespült und an die Flasche gesteckt. Um die Temperatur der Milch zu prüfen, wird die Flasche gut durchgeschüttelt und entweder mit einem Thermometer ge-messen oder durch den Sauger einige Tropfen Milch an die zarte Haut der Innenseite des Handgelenkes gespritzt. Die Flüssig-keit darf an der Haut weder kalt noch heiß empfunden werden. Das einfache Befühlen der Flasche mit der Hand genügt nicht. Daß es vollkommen falsch ist, die Temperatur durch Kosten durch den Sauger zu prüfen, ist wohl selbstverständlich.

Die Nahrung darf deshalb nicht zu heiß sein, weil sonst an der zarten Schleimhaut des Mundes leicht schmerzhafte Ver-brühungen zustande kommen können, die dem Säugling bei der Nahrungsaufnahme recht hinderlich sind. Ist die Milch etwas kühler, so schadet sie nicht, wird aber dann von vielen Kindern nicht gerne genommen.

Der Säugling wird mit erhöhtem Kopfe in Seitenlage recht bequem gelagert. Eine mehrfach zusammengelegte Serviette schützt das Hemd. Um keine Milch ins Gesicht zu spritzen, wird der Sauger, nahe der Flasche abgeklemmt, in den Mund gesteckt, und zwar so weit, daß der Mund gut an den Sauger angelegt werden kann. Die Flasche muß so gehalten werden, daß der Hals der Flasche stets ganz mit Milch erfüllt ist, sonst wird Luft mitgeschluckt, eine häufige Ursache des Erbrechens. Während des Trinkens muß die Flasche stets gehalten und die Art des Trinkens genau beobachtet werden. Wird zu hastig getrunken, so muß eine kleine Pause eingeschaltet werden, weil sich der Säugling sonst „verschluckt" oder nicht schnell genug schlucken kann, so daß ein Teil der Nahrung aus dem Munde fließt. Manch-mal trägt an dem Herausfließen der Milch auch ein zu großes Loch im Sauger die Schuld. Das Zeichen, ob der Säugling aus

der Flasche Milch herausbekommt, ist das Aufsteigen von Luftblasen in der Flasche. Saugt das Kind kräftig und steigen keine
Luftblasen auf, dann ist der Sauger verstopft. Er wird abgenommen, gut durchgespült und wieder frisch angesetzt.

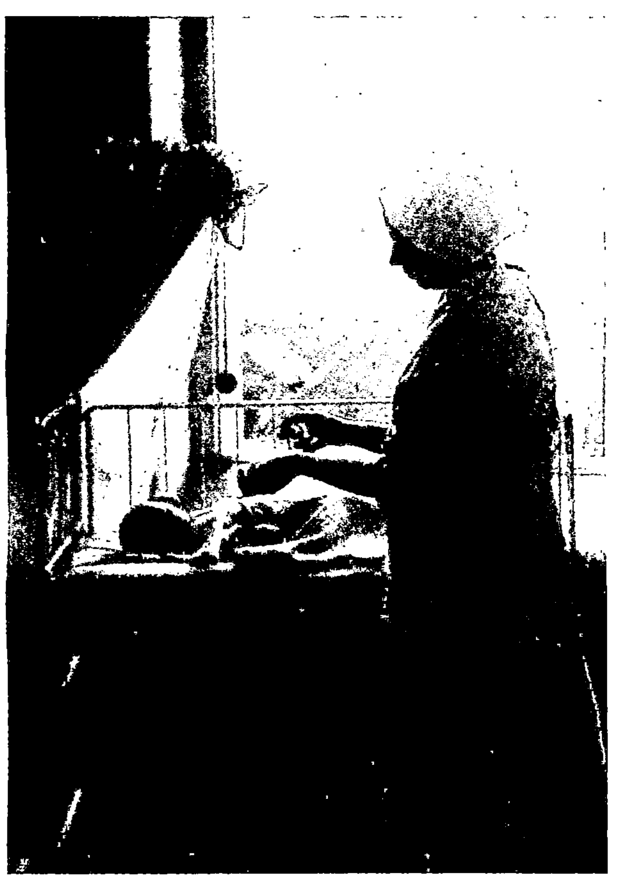

Abb. 12. Prüfung der Temperatur der Nahrung
auf der eigenen Hand

Will ein Kind nicht trinken, so muß es durch leichtes Hin-
und Herschieben des Saugers oder durch leichtes Streichen an
der Wange zum Saugen veranlaßt werden. Bei langsamem Trinken
kühlt während der Mahlzeit die Milch sehr aus, muß dann nach-

gewärmt werden, oder, wenn man schon vorher weiß, daß das Kind langsam trinkt, wird die Flasche vor dem raschen Auskühlen durch Einhüllen in ein Tuch geschützt.

Ist die Flasche vollständig geleert, so soll man nicht an der leeren Flasche lutschen lassen, sondern die Flasche gleich wegnehmen. Die Umgebung des Mundes wird nach dem Trinken leicht abgetupft. An der Haut getrocknete Milchreste reizen die Haut.

Nach der Mahlzeit wird der Säugling vorsichtig etwas aufgerichtet, damit die allenfalls doch mitverschluckte Luft durch Aufstoßen entweichen kann. Dann bleibt er in Seitenlage möglichst ruhig liegen.

Saugflaschen

Die Milchflaschen müssen so geformt sein, daß sie leicht gereinigt werden können. Am besten sind in dieser Hinsicht die bimförmigen Flaschen, denn sie sind an ihrer Innenseite ganz glatt. Die mit eingepreßten Teilstrichen versehenen Flaschen haben zu viele Einkerbungen, in welchen sich Schmutz ansammeln kann.

Die Saugflaschen müssen sofort nach Gebrauch mit einer eigens hiefür bestimmten Bürste und heißer 1%-Sodalösung gereinigt und mit klarem Wasser gut gespült werden. Die Flaschenbürste ist einmal täglich auszukochen. Zersprungene Flaschen dürfen nicht verwendet werden, weil Gefahr besteht, daß kleine Glassplitter in die Milch kommen. Am idealsten ist der Verschluß nach Soxhlet, aber auch andere Arten, wie zum Beispiel der Verschluß mit Gummikappen oder Pappscheiben, sind einwandfrei, so lange sie die Flaschen gut verschließen.

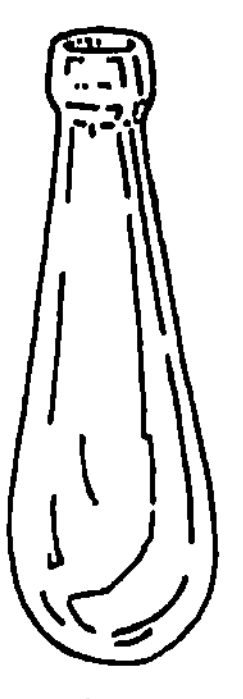

Abb. 13.
Milchflasche

Sauger

Bei der künstlichen Ernährung wird die Nahrung durch ein weiches Gummihütchen gereicht. In dieses wird mit einer glühenden Nadel eine kleine Öffnung gestochen. Das Loch im Sauger muß so klein sein, daß der Inhalt der gefüllten, umgekehrt gehaltenen Flasche heraustropft, damit das Kind kräftig saugen muß und ihm die Milch nicht mühelos in den Mund fließt. Ist es nötig, die Öffnung zu vergrößern, so hat dies ebenfalls wieder mit einer glühenden Nadel zu geschehen. Vor Gebrauch ist der neue Sauger zu kochen.

Vor und nach dem Trinken ist der Sauger unter fließendem Wasser zu reinigen und einmal täglich auszukochen. Von einer Mahlzeit zur andern wird der reine Sauger trocken und zugedeckt aufbewahrt. Es wäre falsch, ihn in Wasser zu legen, da sich im Wasser allenfalls am Sauger haftende Keime besser entwickeln als an der Luft, wo sie durch Austrocknung unschädlich werden. In frisch abgekochtem Wasser kann der ausgekochte Sauger ebenfalls einwandfrei aufbewahrt werden.

Saugvorrichtungen mit langen Schläuchen sind wegen schlechter Reinigungsmöglichkeit unhygienisch.

Löffelfütterung

Für die Löffelfütterung muß die Nahrung etwas wärmer 45⁰ bis 50⁰ C sein als für die Saugerfütterung, weil viel mehr Gelegenheit zum Auskühlen besteht. Die Temperatur prüft man auch wieder, indem man mit dem Löffel etwas auf die Beugeseite des Handgelenks gibt, oder die Speise mit einem Thermometer mißt. Es wird ganz wenig von der Speise an die Spitze eines kleinen Löffels gegeben, die Unterseite des Löffels muß rein bleiben, sie wird am Rande des Speisegefäßes abgestreift. Der Löffel wird dem Säugling in den Mund gesteckt, mit der Spitze des Löffels die Zunge weit rückwärts niedergedrückt, der Löffel im Herausziehen an der Oberlippe abgestreift, damit allmählich gelernt wird, die Nahrung von dem Löffel abzunehmen. Weder bei der Löffelfütterung noch bei der Saugerfütterung darf Nahrung verloren gehen.

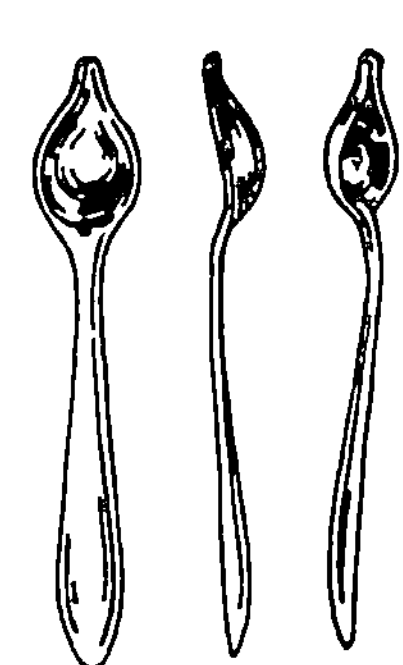

Abb. 14.
Kermauner Löffel

Zur Löffelfütterung muß man immer an der rechten Körperseite des Kindes sein. Solange das Kind noch nicht sitzen kann, wird es in seinem Bette liegend gefüttert. Kann ein Kind schon sitzen, dann nimmt es am besten die Mahlzeit in einem Kindersessel sitzend ein.

Um kleinen Säuglingen, die nicht saugen können, Flüssigkeit mit dem Löffel zu füttern, bediene man sich des KERMAUNER Löffels. Es darf immer nur sehr wenig Flüssigkeit auf den Löffel genommen werden, diese auf die Zunge oder in den Wangenspalt gegossen werden, keinesfalls so, daß die Flüssigkeit direkt an die hintere Rachenwand gegossen wird (Brechreiz!).

Trinken aus dem Glas

Wenn ein Säugling, der 6 bis 8 Monate nur an der Brust war, nun auf künstliche Nahrung übergeführt wird, ist es gar nicht mehr nötig, daß er das ihm unbekannte Saugen aus der

Flasche lernt, es ist viel praktischer, ihn gleich das Trinken aus Glas oder Schale zu lehren. Ein nicht an der Brust ernährtes Kind soll auch, sobald es sitzen kann, allmählich das Trinken aus Glas oder Schale lernen. Jedenfalls soll ein Kind am Ende des ersten Jahres keinen Sauger mehr benötigen.

Als Trinkgefäß wird eine Schale oder ein Glas von sehr geringer Weite verwendet (zirka 4—5 cm Durchmesser). Das Material desselben darf nicht zu dünn sein, da die Kinder, wenn sie einige Zähne haben, während des Trinkens gerne am Rande des Gefäßes beißen. Der Rand soll gut abgerundet sein.

Die Schale wird kaum bis zur Hälfte gefüllt. Das Kind wird aufgesetzt, mit der linken Hand der Kopf von rückwärts gestützt, mit der rechten Hand die Schale zum Munde geführt. Während des Trinkens ist oft abzusetzen.

Der Neugeborene

Der Augenblick der Geburt bringt im kindlichen Organismus eine große Veränderung mit sich. Nach Durchtrennung der Nabelschnur ist das Kind genötigt, seinem kleinen Haushalte selbst vorzustehen. Mit dem ersten Schrei entfalten sich die Lungen, die Atmung muß nun das ganze Leben fortgesetzt werden. Der Blutkreislauf erfährt auch eine große Veränderung. Nachdem die einfache Zufuhr der Nahrungsstoffe durch die Nabelschnur unterbrochen ist, muß das Kind von jetzt ab für seine Nahrungsaufnahme selbst sorgen, alle Verdauungsorgane beginnen ihre Funktionen.

Durch den Übergang von der flüssigen zur luftförmigen Umgebung werden an die Haut des Neugeborenen neue Anforderungen gestellt. Aus einer gleichmäßigen Wärme von 37° C, wie sie im Mutterleibe herrscht, kommt das Kind in die wechselnde Temperatur der Außenwelt. Wenn es auch mit wärmenden Hüllen umgeben wird, so hat der kindliche Organismus doch erst zu lernen, sich den Temperaturschwankungen anzupassen.

Anfangs ist die Haut des Neugeborenen übermäßig gerötet, erst allmählich stellt sich die normale rosige Hautfarbe des Säuglings ein.

Der Neugeborene ist keinesfalls eine einfache Verkleinerung des Erwachsenen, seine Körperteile zeigen ganz andere Proportionen. Der Kopf ist schon im Mutterleib am besten entwickelt: er macht beim Neugeborenen ein Viertel der Körpergröße aus. Der Schädelumfang ist gleich dem Brustumfang und gleich der Sitzhöhe. Die einzelnen Schädelknochen sind miteinander noch nicht fest verwachsen, sie lassen in der Mitte des Scheitels eine ungefähr 2 cm große weiche Lücke frei, die große Fontanelle.

Der Rumpf ist walzenförmig, der Hals kurz, der Bauch auffallend groß. Arme und Beine sind kurz und werden meist in gebeugter Stellung gehalten, die der Lage im Mutterleib entspricht. Die Haut ist zart und weich, am Rücken und an der Rückseite der Oberarme mit kleinen feinen Wollhärchen (lanugo) besetzt. Das Kopfhaar ist meist dunkel und manchmal ziemlich lang, fällt aber in der Regel in den ersten Wochen aus, um später dem bleibenden Haar Platz zu machen.

Die Muskulatur ist noch ganz wenig entwickelt. Die Bewegungen sind ungeordnet, ungewollt. An der Nase zeigen die meisten Neugeborenen kleine weiße Pünktchen, Talgdrüsen. Die Nabelwunde bedarf einer ganz besonders sorgfältigen Pflege.

Die physiologische Körpergewichtsabnahme des Neugeborenen

Wenn wir die Körpergewichtskurve eines vollständig normal entwickelten, ausgetragenen neugeborenen Kindes verfolgen, so können wir in der Regel beobachten, daß das Körpergewicht nicht vom Moment der Geburt an gleichmäßig ansteigt, sondern daß dasselbe in der ersten Woche um 200 bis 300 g abnimmt. Diese Erscheinung wird auch bei natürlich ernährten, vollständig gesunden Kindern und absolut gesunden Müttern mit normaler Brustdrüsensekretion so regelmäßig gefunden, daß man von einer physiologischen Körpergewichtsabnahme spricht. Bis vor nicht langer Zeit war man sich über die Ursache dieser Erscheinung nicht im klaren und ängstliche Mütter haben bei sorgfältiger Beobachtung ihres neugeborenen Kindes eine krankhafte Ursache dieser Körpergewichtsabnahme vermutet. Wir wissen aber, daß die Milch in der Brustdrüse der Mutter in den ersten Tagen nach der Geburt nur spärlich gebildet wird und daß diese Milch der ersten Lebenstage eine andere Zusammensetzung hat als die spätere Milch. Wir bezeichnen sie als Kolostrum. Sie ist dicker, wasserärmer, an Quantität gering, und wir müssen annehmen, daß die Gewichtsabnahme in den ersten Tagen damit zusammenhängt, daß die Kinder aus der mütterlichen Brust nicht so viel an Nahrung aufsaugen können, als sie entsprechend ihrem Nahrungsbedarf tatsächlich brauchen. Wir müssen also die physiologische Körpergewichtsabnahme als teilweisen Hungerzustand des neugeborenen Kindes betrachten und können beobachten, daß dieselbe rasch ausgeglichen wird, wenn in den folgenden Tagen die Milch in die Brust der Mutter „einschießt" und die Säuglinge sich nun tatsächlich so viel Milch aus der Brust beschaffen können, als sie brauchen. Die physiologische Körpergewichtsabnahme wird so rasch ausgeglichen, daß ein Einschreiten von ärztlicher Seite nicht erforderlich ist.

Kindspech (Mekonium)

Der Stuhl in den ersten Lebenstagen wird als Kindspech (Mekonium) bezeichnet. Der Name rührt von der pechschwarzen Farbe der ersten Entleerungen her. Bevor das Kind Nahrung in genügender Menge zugeführt bekommt, wird das eingedickte Darmsekret (verschluckte Lanugohärchen, Fruchtwasser, vom Gallenfarbstoff dunkel gefärbt) in der Form des Mekoniums entleert. Gewöhnlich vom dritten Tag an wird dann bei an der Brust genährten Kindern der normale, säuerlich - aromatisch riechende, goldgelbe Stuhl, zwei- bis dreimal täglich entleert. Bei künstlich genährten Kindern ist der Stuhl in der Regel viel konsistenter, mitunter pastenartig, käsig und mehr voluminös und hat einen unangenehmen Geruch.

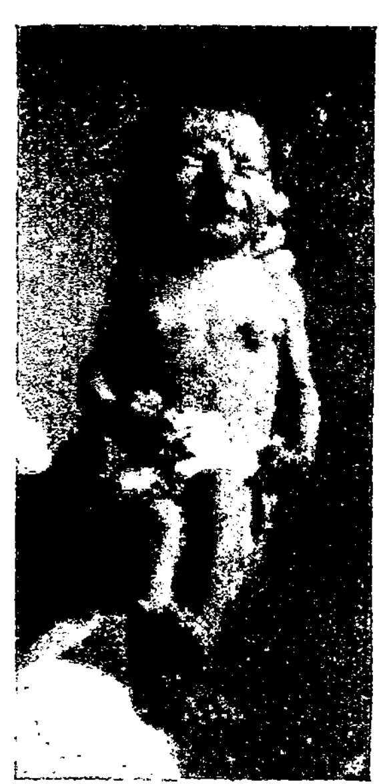

Abb. 14.
Brustdrüsenschwellung bei einem neugeborenen Kind

Gelbsucht des neugeborenen Kindes (Ikterus neonatorum)

Bei vielen neugeborenen Kindern tritt zwischen dem zweiten und dritten Lebenstage eine gelbe Färbung der Haut und der Schleimhäute auf, welche in der zweiten Woche verschwindet. Stuhl und Harn sind dabei nicht verändert.

Die gewöhnliche Gelbsucht des neugeborenen Kindes ist eine vollständig unbedenkliche Erscheinung. Bleibt die Gelbfärbung über die zweite Woche hinaus bestehen, so kann sie eine ernstere Ursache haben und in diesem Fall muß der Arzt zu Rate gezogen werden.

Brustdrüsenschwellung

Bei jedem reifen neugeborenen Kind, sowohl bei Knaben als auch bei Mädchen, schwellen die Brustdrüsen an. Man nimmt an, daß Stoffe, welche bei der Mutter die Milchabsonderung bewirken, durch die Plazenta auf das Kind übergehen und die Brustdrüse zur Anschwellung bringen. Beim Drücken auf die vergrößerte Drüse wird eine milchige Flüssigkeit („Hexenmilch") entleert, die im Mittelalter als Medikament sehr geschätzt war. Die Brustdrüsenschwellung hat weiter keine Bedeutung. Jedes Quetschen und Drücken der Drüse ist zu vermeiden, da leicht durch Infektion der geöffneten Drüsengänge eine Entzündung (Mastitis) entsteht, die dann ärztlich behandelt werden muß.

Scheidenblutung (Vaginalblutung)

Seltener kommt bei neugeborenen Mädchen eine Blutung aus der Vagina vor. Sie wird auf die Weise erklärt, daß Stoffe, die bei der Mutter die Menstruation bewirken, auf das Kind übergehen und bei diesem die Vaginalblutung verursachen. Sie hat keine große Bedeutung, da der Blutverlust hiebei nicht groß zu sein pflegt.

Eine leichte schleimige Sekretion aus der Scheide ist bei neugeborenen Mädchen ganz normal.

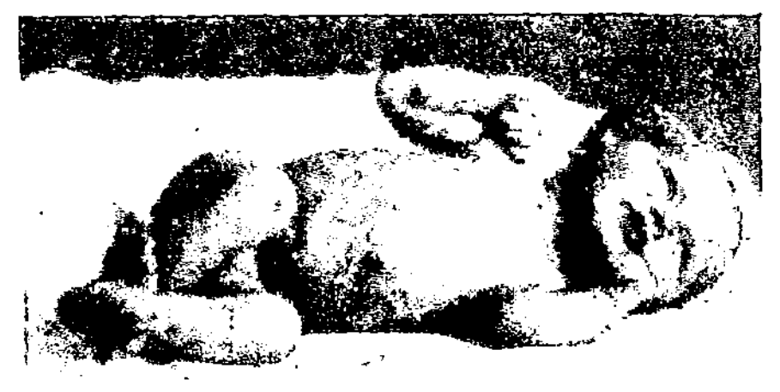

Abb. 15. Kopfblutgeschwulst (Kephalhämatom)

Kopfgeschwulst (Caput succedaneum)

Die Kopfgeschwulst ist jene teigigweiche Schwellung, die durch Druck auf die Weichteile des Schädels beim Durchtreten des Kopfes durch die Geburtswege entsteht, meist in der Mitte des Hinterhauptes sitzt und dasselbe mützenartig verlängert. Wir bezeichnen diese Geschwulst als Caput succedaneum. Diese Geschwulst hat keine Bedeutung und verschwindet einige Tage nach der Geburt vollkommen.

Kopfblutgeschwulst (Kephalhämatom)

Bei neugeborenen Kindern findet man häufig an einem der beiden Scheitelbeine eine teigigweiche Geschwulst, welche durch eine Blutung zustande gekommen ist und dadurch bemerkenswert erscheint, daß diese Geschwulst nicht über den Rand des

betreffenden Knochens hinausgeht und gewöhnlich einseitig sitzt.
Sie hat keine weitere Bedeutung und geht im Laufe einiger
Wochen in der Regel zurück.

Geburtsverletzungen

Bei der Geburt kann das Kind verschiedene Verletzungen
erleiden. Durch zu starken Druck auf den Schädel kann es zu
Blutungen im Schädelraum kommen. Diese drücken auf das Gehirn und können schwere Krämpfe, Atemstillstände und auch
Lähmungen zur Folge haben. Verletzungen der Knochen kommen
auch manchmal vor, wie Bruch des Schlüsselbeines, des Schenkel-
knochens, einer Rippe usw. Bei Zangengeburten sind Verletzungen
durch die Zange nicht selten, auch führt der Zangendruck manchmal zu vorübergehenden, sehr selten zu bleibenden Lähmungen
des Gesichtsnerven.

Der Nabel

Während des intrauterinen Lebens liegt die Bedeutung des
Nabelstranges in der Ernährung des Kindes, dem die Nährstoffe
aus der mütterlichen Plazenta durch die kindliche Plazenta und
die Nabelgefäße direkt mit dem Blut in die Körpergewebe übergeführt werden. Die Blutzirkulation gestaltet sich vor der
Geburt in der Weise, daß das arterielle, also sauerstoffreiche,
mit Nährstoffen beladene Blut durch den Nabelstrang in den
kindlichen Körper fließt.

Die sorgfältige Pflege des Nabels beim neugeborenen Kinde
ist von allergrößter Bedeutung, weil sonst leicht gefahrvolle
Infektionskrankheiten entstehen können. Die Hauptsorge bei der
richtigen Pflege des Nabels ist die Achtsamkeit für rasche Eintrocknung desselben, die durch einen entsprechenden Nabelverband unterstützt wird. Nässe und Feuchtigkeit verzögern die
Eintrocknung des Nabels, der gegen Ende der ersten Woche
bereits abfallen soll. Deshalb wird dem Neugeborenen nach der
Geburt ein Reinigungsbad gegeben, das nächste Bad erfolgt
erst nach Abfallen des Nabelschnurrestes.

Das neugeborene Kind darf, insbesondere solange der Nabel
noch nicht vollständig abgeheilt ist, nur mit sorgfältig gereinigten
Händen berührt werden, da der Nabel, wie bereits erwähnt, die
Eintrittspforte für verschiedenartige Infektionserreger abgeben
kann. So kann z. B. vom Nabel aus ein Rotlauf ausgehen, der
sich durch eine scharfbegrenzte, flächenhafte Rötung in der Umgebung des Nabels bemerkbar macht. Besonders gefährlich ist

die Infektion mit Tetanusbazillen. Diese finden sich häufig in der Gartenerde. Tetanusinfektionen können daher leicht durch Hebammen zustande kommen, wenn diese in ihrer freien Zeit im Garten beschäftigt sind und mit Gartenerde in Berührung

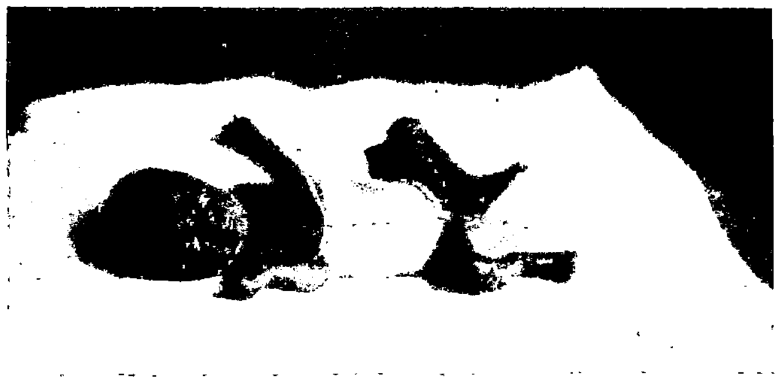

Abb. 16. Nabelverband

kommen, und dann, ohne sich entsprechend zu reinigen, die Nabelwunde des Neugeborenen berühren.

Nabelblutung

Manchmal kommt es vor, daß einige Stunden nach der Geburt die Nabelwunde stärker zu bluten beginnt, so daß das Blut durch den Nabelverband sichtbar wird. Da ein Neugeborener nur ungefähr 250 g Blut hat, darf er nicht viel Blut verlieren. Als erster Versuch wird ein Knäuel Watte über den Nabelverband auf den Nabel gelegt und mit einer Binde festgebunden. Steht auf diesen Druck die Blutung noch nicht, so legt man auf die Wunde ein Stück keimfreier Gaze und drückt mit dem Daumen darauf, so daß dadurch die Wunde verschlossen wird.

Blennorrhoe des neugeborenen Kindes

Nach der Geburt und in den folgenden Tagen müssen die Augen des Kindes sorgfältig beobachtet werden und bei jedem eitrigen Ausfluß aus der Bindehaut muß der Arzt sofort verständigt werden. Besteht nämlich eine Gonorrhoe der Mutter, so werden die Schleimhäute der Augenbindehaut beim Durchtritt des kindlichen Kopfes durch die Geburtswege häufig mit Gonokokken infiziert, die dann die Augenblennorrhoe (Augentripper) hervorrufen. In dem eitrigen Sekret der Augenbindehaut können die charakteristischen, semmelförmigen Doppelkokken, die wir als Gonokokken bezeichnen und die in den weißen Blutkörperchen eingeschlossen sind, leicht nachgewiesen werden.

Die Augenblennorrhoe ist eine mit Recht außerordentlich gefürchtete Erkrankung, weil sie ohne rechtzeitige Behandlung zur Erblindung führen kann. Die Hornhaut kann vollständig erweichen, das Auge schrumpfen, so daß eine Heilung unmöglich wird. Zur Vermeidung derartiger böser Folgen wird gegenwärtig bei allen Neugeborenen die sog. Credésche Prophylaxe vorgenommen, die in Einträufelung einer schwachen Silbernitratlösung in die Bindehäute beider Augen besteht:

Mit Daumen und Zeigefinger der linken Hand werden die Lider auseinander gezogen und aus einem Tropfröhrchen in der rechten Hand werden einige Tropfen einer Höllensteinlösung (zwei Teile Höllenstein auf 100 Teile Wasser) in die Bindehautsäcke geträufelt und mit physiologischer Kochsalzlösung nachgespült.

Wenn sich in den ersten Tagen an den Augen des Kindes Eiter zeigt, so ist sofort der Arzt zu befragen, da bei der Behandlung des Augentrippers keine Zeit verloren werden darf.

Ein an eitriger Augenentzündung erkranktes Kind ist ungemein sorgfältig zu pflegen, denn es liegt in der Hand der pflegenden Person, ob das höchste Gut, das Augenlicht, erhalten bleibt. Ist nur ein Auge erkrankt, so ist das zweite ängstlich vor Infektion zu schützen. Der Säugling ist dann immer so zu legen, daß er an der Seite des kranken Auges liegt. Nicht zu vergessen ist, daß sich durch Unvorsichtigkeit auch die Pflegerin mit dieser Erkrankung infizieren kann. Gleich nach jeder Berührung mit dem Kranken sind die Hände gründlichst zu desinfizieren.

Soor (Mehlmund)

Der Soor wird durch den Soorpilz hervorgerufen. Es bilden sich auf der Zunge und Wangenschleimhaut punktförmige oder flächenhafte, fest haftende Rasen. Der Soor ist eine ganz ungefährliche Erkrankung, welche aber hauptsächlich bei geschwächten, unterernährten Kindern haftet und ein Anzeichen dafür abgibt, daß die Widerstandskraft des Kindes aus irgend einem Grund gelitten hat. Gelingt es, den Ernährungszustand des Kindes zu heben, so verschwindet der Soor in der Regel von selbst. Häufig versuchen nicht entsprechend ausgebildete Hebammen oder unerfahrene Mütter, den Soorbelag von der Wangenschleimhaut wegzuwischen, ein Verfahren, das strengstens verboten ist. Bei derartigen Manipulationen, bei energischem Reiben der zarten, leicht verletzlichen Mundschleimhaut des jungen Säuglings kann es leicht zu Schleimhautverletzungen kommen. Insbesondere an einer Stelle in der Mundhöhle pflegt die Schleimhaut verletzt zu werden, nämlich dort, wo die flügelförmigen Fortsätze des Keilbeines am harten Gaumen enden; es kommt an diesen Stellen durch Verletzung der Schleimhaut zur Ausbildung von eigentümlich halbmondförmigen Geschwüren mit speckigen Belägen, der Bednarschen Aphthen. Der Soor setzt sich mitunter durch die Speiseröhre in den Magen fort, niemals aber in die Luftwege.

Angeborene Mißbildungen

Durch Keimschädigung oder durch Entwicklungshemmung, auch durch ganz unbekannte Ursachen kann es zu angeborenen Mißbildungen verschiedener Art kommen. Manche sind ganz harmloser Natur, manche aber führen zu bleibendem Schaden, manche zum Tod. Es kommen überzählige Finger und Zehen vor, auch Mißbildungen des Genitales. Hasenscharten und Wolfsrachen sind sehr entstellend und bilden ein großes Hindernis bei der Nahrungsaufnahme.

Angeborene Herzfehler sind äußerlich durch eine Blaufärbung der Lippen und der Haut (Zyanose) gekennzeichnet, Erscheinungen, welche mit der mangelhaften Sauerstoffversorgung der Haut und der sichtbaren Schleimhäute zusammenhängen.

Spina bifida (Rückenmarksbruch), eine angeborene Wirbelspalte mit Vorwölbung des Rückenmarkes ist meist mit Lähmung des Beckenbodens und Lähmung der Beine verbunden.

Die Frühgeburt

Wird ein Kind zu früh geboren, so bedeutet dies einen sehr großen Nachteil für dasselbe. Während es im Mutterleib noch einige Wochen Gelegenheit gehabt hätte, sich unter den allergünstigsten Bedingungen, fern von allen schädlichen Einflüssen zu entwickeln, muß es nun diese Entwicklung früher in der Außenwelt durchmachen.

Das frühgeborene Kind ist durch sein niedriges Geburtsgewicht und seine geringe Körperlänge von dem normalgeborenen unterschieden. Es ist in seiner Lebensfähigkeit wesentlich schlechter daran als das ausgetragene Kind, und zwar um so schlechter, je früher es zur Welt kam.

Im allgemeinen pflegt man die Lebensfähigkeit von. frühgeborenen Kindern nach dem Geburtsgewicht in der Weise zu beurteilen, daß Frühgeburten über 1500 g als lebensfähig gelten und daß die Aussicht auf die Erhaltung des Kindes um so größer wird, je mehr sich das Geburtsgewicht der Norm nähert. Kinder mit einem Geburtsgewicht von weniger als 1500 g können nur ausnahmsweise am Leben erhalten werden. Parallel mit dem niedrigen Geburtsgewicht finden wir auch, daß die Gesamtkörperlänge und die Sitzhöhe kleiner ist als bei ausgetragenen Kindern. Wenn wir hören, daß ein Kind bei der Geburt ein Gewicht von 1900 g und eine Sitzhöhe von 29 *cm* hat, so können wir von vornherein sagen, daß es sich um ein frühgeborenes Kind handelt.

Das frühgeborene Kind ist in allen seinen Lebensäußerungen viel schwächlicher als das ausgetragene. Seine Stimme ist zart, wimmernd, es schläft fast die ganze Zeit hindurch. Die Körperoberfläche ist mit zarten, feinen Härchen bedeckt, sog. Lagunohärchen, die Fingernägel sind kurz, erreichen nicht die Fingerkuppe.

Frühgeborene Kinder sind durch mehrere Eigenschaften besonders ausgezeichnet, die bei der Pflege derselben von allergrößter Bedeutung sind.

1. Schlechte Wärmeregulierung;
2. erschwerte Nahrungsaufnahme;
3. Neigung zu Atemstillständen.

Infolge mangelhafter Entwicklung der Wärmeregulierung kühlen solche Kinder außerordentlich leicht aus, sie nehmen Untertemperaturen bis 35⁰ und darunter an, anderseits können sie durch äußere Wärme auch auf hohe Fiebertemperaturen gebracht werden.

Der Arzt pflegt, um die Auskühlung des frühgeborenen Kindes zu verhindern, verschiedene Anordnungen zu treffen. Man versucht, das unterkühlte Kind durch künstliche Wärmezufuhr auf normale Temperatur zu bringen, wobei aber auf die Vermeidung der Überhitzung sorgfältig zu achten ist. In früherer Zeit hat man sog. Brutkammern (Couveusen) benützt, das sind Zimmer oder Kästen, in denen eine gleichmäßige Temperatur von etwa 37⁰ erhalten wurde und in die solche frühgeborene Kinder gelegt wurden. Gegenwärtig ist man von der Anlage derartiger Couveusen in modernen Kinderspitälern ganz abgekommen, weil es sich als zweckmäßiger erwiesen hat, daß die Kinder den Kopf zur Atmung in der frischen Luft haben und nur der übrige Körper künstlich erwärmt wird. Es wurden

die verschiedenartigsten Vorrichtungen angewendet, um künstlich
dem unterkühlten, frühgeborenen Kind Wärme zuzuführen. Man
kann große Literflaschen mit warmem Wasser füllen, mit Tüchern
einwickeln und zu beiden Seiten des Kindes legen. Besser als
gewöhnliche Glasflaschen eignen sich für diesen Zweck solche
aus Ton oder Porzellan, die längere Zeit hindurch die Wärme
behalten und daher seltener mit Wasser gefüllt werden müssen.
Auch verschiedenartige Wärmevorrichtungen aus Blech oder
Kautschuk, Wärmewannen, Wärmeplatten, Teller, Wärmekästen

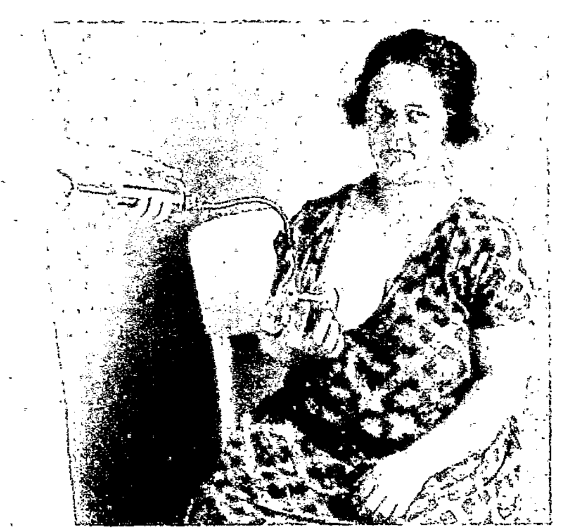

Abb. 17. Milchpumpe nach Jaschke

stehen für den gleichen Zweck in Kinderspitälern in Verwendung.

Bei der Anwendung von Wärmevorrichtungen jeglicher Art
muß auf einen Umstand besonders Rücksicht genommen werden,
nämlich, daß die Haut des frühgeborenen Kindes ganz außerordentlich empfindlich ist und durch Unachtsamkeit leicht
Brandverletzungen entstehen können, deren Behandlung mühe-
voll und langwierig ist, und die unter Umständen zu einem
bleibenden Schaden führen können.

Die zweite Schwierigkeit, die bei der Aufzucht frühgeborener
Kinder ganz wesentlich in Betracht kommt, ist die erschwerte
Nahrungsaufnahme dieser saugschwachen Geschöpfe. Durch
die allgemeine Schwäche der Organe, die mangelhafte Entwicklung der Saugpolster in den Wangen sind untergewichtige, frühgeborene Kinder oft nicht fähig an der Mutterbrust zu saugen,

weshalb verschiedenartige Behelfe in Anspruch genommen werden müssen, um solchen frühgeborenen Kindern entsprechende Nahrungsquantitäten zuführen zu können.

Man versucht zunächst, wenn die Kinder an der Mutterbrust zu saugen nicht imstande sind, die Milch der Mutter mit einer Pumpe abzuziehen. Bei einiger Übung sind geschickte Mütter auch ohne Anwendung einer Pumpe imstande, durch Druck auf die Brust mit der Hand die Milch herauszupressen. Die abgespritzte Milch wird nun den Kindern in der Flasche gereicht, doch wird man sich dabei häufig überzeugen, daß solche lebensschwache Kinder auch nicht die Kraft aufbringen, um aus der Flasche zu saugen. In diesem Falle versucht man, die abgespritzte Muttermilch durch besonders konstruierte Löffelchen (Einnehmelöffel nach KERMAUNER) oder mit dem Tropfenzähler, wie er in der Augenheilkunde verwendet wird, dem Kinde einzuflößen. Bei besonders schwachen Kindern muß zur Sondenfütterung gegriffen werden.

Die dritte Gefahr, in welcher eine Frühgeburt schwebt, ist die, daß das Atemzentrum noch so mangelhaft ausgebildet ist, daß es auf Kohlensäurereiz nicht genügend reagiert. Daher kommt es häufig vor, daß eine Frühgeburt zu atmen aufhört. Bei eingetretenem Atemstillstand ist durch mechanische und thermische Reize die Atmung zu erzwingen. Das Kind ist durch Aufnehmen, Schütteln usw. zur tieferen Atmung anzuregen.

Wegen ihrer geringen Widerstandskraft ist die Frühgeburt Infektionen jedwelcher Art noch viel mehr zugänglich als ein rechtzeitig geborenes Kind und soll durch richtige Pflege vor solchen besonders bewahrt werden.

Körperliche Entwicklung des gesunden normalen Säuglings

Das normal entwickelte neugeborene Kind hat ein Geburtsgewicht zwischen 2800 und 3500 g. Wir nehmen als Norm 3000 g an. Knaben sind in der Regel schwerer als Mädchen. Die Gesamtkörperlänge beim ausgetragenen Kinde beträgt etwa 50 cm, die Sitzhöhe 33 cm. Die monatliche Zunahme der Sitzhöhe bis zum Ende des ersten Lebensjahres entspricht ungefähr 1 cm, die der Gesamtkörperlänge etwa 2 cm und die des Gewichtes 500 g, so daß das Kind mit 12 Monaten 45 cm Sitzhöhe, 74 cm Länge und 9000 g Gewicht besitzen soll. Ein gesundes Kind soll also schon in 6 Monaten sein Körpergewicht verdoppeln, in einem Jahr verdreifachen.

Für die genaue Bestimmung der gesamten Körperlänge sowie der Sitzhöhe eignet sich besonders gut die sogenannte Epstein sche Meßbank. Man kann aber bei entsprechender Übung auch ohne eine derartige Vorrichtung, mit einem Zentimeterband, diese Maße genügend genau bestimmen.

Beim normalen Neugeborenen sind Kopfumfang und Brustumfang annähernd gleich der Sitzhöhe, also rund 33 cm und sie wachsen im ersten Jahr gleichartig mit der Sitzhöhe. Solange das Gehirn wächst, sind die Kopfknochen in den Nähten noch nicht fest miteinander verwachsen. Die Stellen, wo gewisse Kopfknochen aneinanderstoßen und durch Membranen miteinander verbunden sind, nennt man Fontanellen.

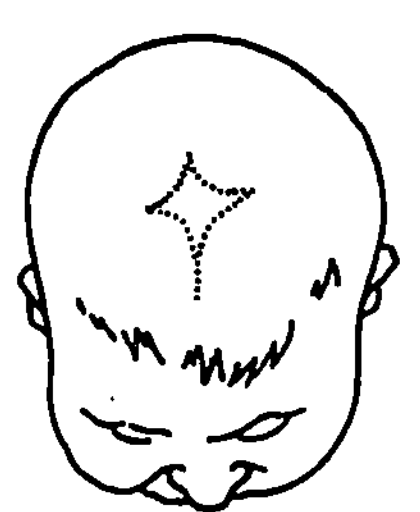

Abb. 18 Große
Fontanelle

Die große Fontanelle bildet eine häutige dünne Membran in der Mitte des Schädeldaches und liegt zwischen den beiden Stirnbeinen und den beiden Scheitelbeinen. Wir können die Größe der Fontanelle aus der Größe ihrer schrägen Durchmesser, die wir mit einem Zentimetermaß abmessen, beurteilen. Die kleine Fontanelle liegt zwischen den beiden Scheitelbeinen und dem Hinterhauptsbein. Sie ist zur Zeit der Geburt in der Regel schon geschlossen, während die große Fontanelle sich erst von der Geburt an allmählich verkleinert und sich mit 1½ Jahren vollständig schließt.

Durch Erhöhung des Flüssigkeitsgehaltes in den Gehirnhohlräumen kann es

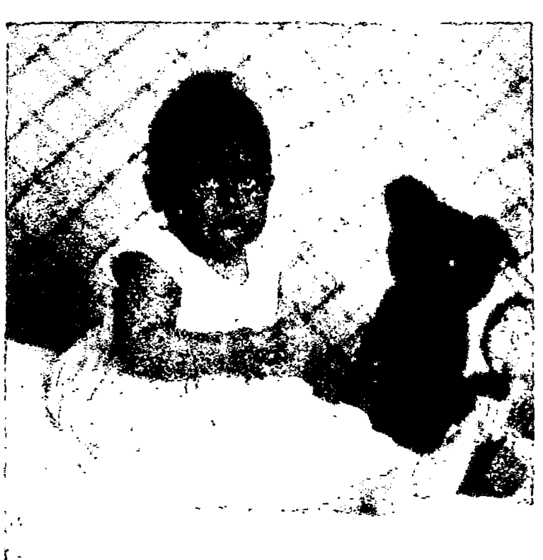

Abb. 19. Gesundes, acht Monate altes Kind

dazu kommen, daß der normale Verschluß der großen Fontanelle verzögert wird, der Umfang des Schädels, der bei der Geburt etwa 33 cm beträgt (also mit der Sitzhöhe gleich ist), abnorme Dimensionen annimmt, die Fontanelle immer größer wird, sich vorwölbt und sich jener Zustand entwickelt, den wir als Wasserkopf (Hydrocephalus) bezeichnen. Anderseits bleibt die Fontanelle groß und durch lange Zeit ungeschlossen, wenn das Wachstum der Schädelknochen durch Rachitis verzögert ist.

Ganz ausnahmsweise kommt es aber auch vor, daß sich die Fontanelle schon besonders frühzeitig schließt, vielleicht schon

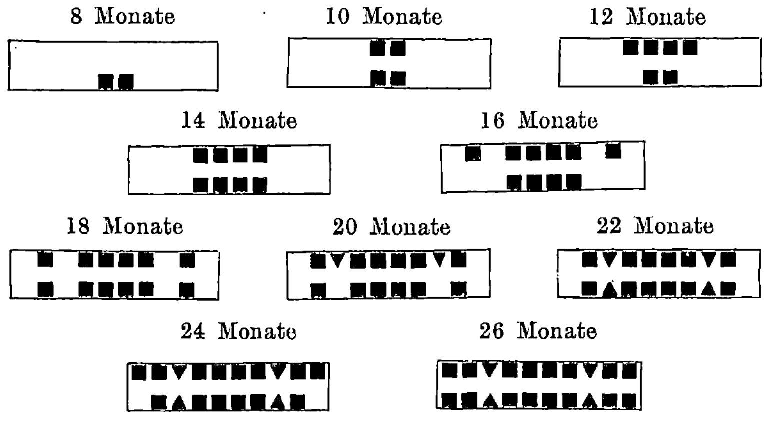

Abb. 20

bei der Geburt geschlossen ist. Dies ist gewöhnlich ein Anzeichen, daß die Entwicklung des Gehirnes nicht normal ist.

Die ersten Zähne sind schon vor der Geburt in der Anlage vorhanden und brechen beim normalen Kinde vom sechsten Monat an durch, etwa jeden Monat ein neuer Zahn, so daß das Kind ungefähr um sechs Monate älter sein soll als es Zähne zählt. Ein 12 Monate altes Kind soll demnach, wenn seine Entwicklung der Regel entspricht, sechs Zähne haben. Das Milchgebiß besteht aus 20 Zähnen. Es entstehen zuerst die mittleren unteren Schneidezähne, hierauf die mittleren oberen Schneidezähne, dann die äußeren oberen Schneidezähne, hierauf die äußeren unteren Schneidezähne. Dann folgen die oberen und unteren Backenzähne, nun erst die Eckzähne, so daß durch einige Monate das Gebiß lückenhaft erscheint, endlich die zweiten Backenzähne.

Der Durchbruch der Zähne erfolgt ohne krankhafte Störungen. Früher hat man der „Zahnung" des Kindes insoferne große Bedeutung beigemessen, als man alle möglichen, um diese Zeit vorhandenen und unklaren Krankheitserscheinungen mit dem eben durchbrechenden oder gerade durchgebrochenen Zahn in Verbindung gebracht hat. Für eine derartige Annahme besteht gar keine wissenschaftliche Grundlage.

Entwicklung der Bewegungen des Kindes

Der gesunde Säugling hat starken Bewegungsdrang, er macht lebhafte Bewegungen mit Armen und Beinen. Im ersten Monat hat das Kind noch nicht die Herrschaft über seinen Körper, es fällt beim Aufrichten in sich zusammen, der Kopf sinkt herab.

Der Säugling braucht zu seiner normalen Entwicklung Bewegungsfreiheit, die Kleidung darf ihn nicht hindern, nach Herzenslust mit Armen und Beinen herumzustrampeln. Die Lage ist zu wechseln, um allen Muskeln Gelegenheit zu gleichmäßiger Entwicklung zu geben. Der Säugling soll jeden Tag einige Zeit am Bauch liegen, dadurch wird die Rückenmuskulatur gekräftigt. Man wird überrascht sein, wie bald er imstande ist, den Kopf zu heben, wenn er sich in Bauchlage befindet. Erst mit vier Monaten fängt der Säugling an, beim Tragen einigermaßen den Kopf festzuhalten. Mit vier bis sechs Monaten gelingt es dem Kind, vorgehaltene Gegenstände zu ergreifen und in seiner Hand festzuhalten.

Sitzen soll der Säugling erst lernen, wenn er dazu kräftig genug ist. Solange die Muskulatur noch zu schwach ist, wird sich beim Sitzen der Rücken krümmen, woraus bleibende Schäden erwachsen können. Ein fünf Monate altes gesundes Kind sitzt schon mit geringer Unterstützung, es lernt bis zum sechsten Monat frei zu sitzen. Vom Sitzen ist es nicht weit zum Kriechen und bald versucht der Kleine sich irgendwo anzuhalten und sich anfangs zaghaft, dann stramm auf seine Beine zu stellen, inzwischen ist er meist neun bis zehn Monate alt geworden.

Beginnt das Kind zu kriechen, so leistet eine Gehschule ausgezeichnete Dienste, sie gestattet ausreichende Bewegungsfreiheit, ohne daß das Kind mit dem Fußboden des Zimmers in Berührung kommt. Das Kind wird versuchen, sich an den Wänden der Gehschule aufzurichten und aufstellen, um sich allmählich am Rande des Käfigs weiter zu bewegen und so bald gehen zu lernen. Nach einigen zaghaften Schritten gewinnt das Kind endlich Vertrauen, um zur größten Freude der Mutter meist am Ende des ersten Jahres ohne Hilfe laufen zu können.

Das Kind zum Stehen und Gehen zu zwingen, ist töricht. Laufstühlchen, Gängelbänder usw. schaden dem kleinen Körper in seiner Entwicklung, das Kind geht damit früher, als es wirklich die Fähigkeiten dazu hat. Will man das Kind bei den ersten Gehversuchen etwas unterstützen, so stellt man sich vor das Kind und hält es an beiden Händen fest. Oder man nimmt das Kind von rückwärts her unter beiden Achseln fest am Rumpf, um einige Schritte zu üben, wobei sich das Kind sicher fühlt. Das Anfassen an den Oberarmen ist sehr unvernünftig, es kann dabei zu Knochenbrüchen kommen. Das übliche Führen an einer Hand kann schlechte Haltung verursachen.

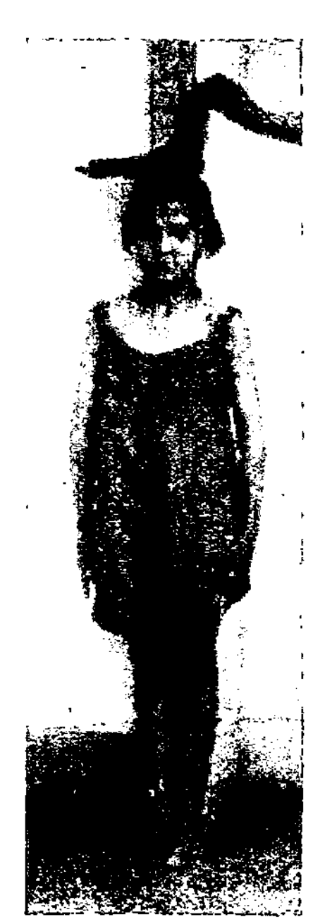

Abb. 21. Messung der Standhöhe

Erkrankungen von längerer Dauer verlangsamen die körperliche Entwicklung. Zeigt sich in der Entwicklung irgendeine Abweichung von der Norm, so muß das Kind gleich in ärztliche Behandlung kommen.

Um das Gewichts- und Längenwachstum des älteren Kindes zu verfolgen, bedienen wir uns des Pirquetschen Meßbandes, das an der Wand befestigt wird. Eine Zentimetereinteilung dient zur Bestimmung der Standhöhe des Kindes. Daneben zeigen Zahlen, welchem Alter und welchem Gewicht die einzelnen Standhöhen entsprechen. Links sind die Zahlen für Knaben, rechts die Zahlen für Mädchen angegeben.

Man kann dadurch ablesen, ob die Länge eines Kindes seinem Alter entspricht, oder welchem Alter die Länge des Kindes gleichkommt. Wenn z. B. ein zehnjähriger Knabe 125 cm Länge, 25 kg Gewicht hat, so ist er um 5 cm zu klein, da seinem Alter eine Länge von 130 cm entspricht, er hätte nur die Länge eines neunjährigen Knaben. Seiner Länge gemäß würde er auch um 2·5 kg zu wenig wiegen, sein Gewicht würde dem eines acht Jahre alten Knaben entsprechen.

Das Meßband kann auch gleich zur Bestimmung der Sitzhöhe dienen, nur muß dann natürlich die Höhe der Bank abgerechnet werden.

Geistige Entwicklung des gesunden, normalen Säuglings
Der Schlaf

Vor der Geburt schläft das Kind fortwährend. Dieser Zustand dauert nach der Geburt noch insofern fort, als der gesunde Neugeborene fast immer schläft und nur bei Hunger, Kältegefühl oder ähnlichen unangenehmen Empfindungen aufwacht und schreit. Auch der größere Säugling schläft mehr, als er wacht. Während des Schlafes nimmt der gesunde Säugling eine ähnliche Haltung ein wie im Mutterleib. Die Beine sind leicht gegen den Bauch angezogen, die Arme gebeugt, die Fäuste an das Gesicht gelegt. Die Augenlider sind fest geschlossen, die Atmung tief und regelmäßig, die Gesichtsfarbe frisch. Der Schlaf ist in der Regel so tief, daß der gewöhnliche Lärm den Säugling nicht zu wecken vermag.

Der Schlaf soll nicht unnötig gestört werden. Ist es aber notwendig, den Säugling z. B. für die Mahlzeiten zu wecken, so soll dies langsam und liebevoll, nicht durch plötzliches Emporheben, oder durch geräuschvolles Öffnen des Bettes geschehen.

Sinnesorgane

Der Neugeborene hat wohl Gesichts- und Gehörsempfindungen, kann sie aber nicht verwerten. Die Augen sind lichtscheu, werden bei stärkerer Belichtung fest zugekniffen. Eine Verdunklung des Raumes ist jedoch nicht nötig. Die Augen gewöhnen sich bald an das helle Tageslicht. Anfängliches Schielen ist nicht beängstigend.

Schon gegen Ende der zweiten Woche wird der Kopf nach der Lichtquelle gedreht, allmählich folgt auch der Blick der Lichtquelle nach. Das Fixieren von glänzenden Gegenständen beginnt erst im dritten Monat.

Das anfangs anscheinend fehlende Gehör entwickelt sich ungemein rasch, so daß nach Ende der zweiten Lebenswoche bei starker Schalleinwirkung ein Erschrecken erfolgt, der Kopf wird rasch der Schallquelle zugedreht. Schrille gellende Töne sind dem Kinde sehr lange unangenehm und bringen es leicht zum Erschrecken. Im Alter von drei bis vier Wochen wird der Kopf in die Richtung der Schallquelle hingewendet. Das Kind sieht auf und läßt von der Brust ab, wenn während des Saugens gesprochen wird. Die beruhigende Wirkung des Gesanges auf den Säugling ist eine altbekannte Tatsache. Größere Säuglinge haben ein ungemein feines Gehör. Im dritten Monat wendet sich der Säugling schon mit merklichem Interesse der Schallquelle zu.

Geschmacks- und Geruchssinn sind schon beim Neugeborenen deutlich vorhanden.

Ebenso ist der Temperatursinn ausgezeichnet entwickelt, wie man aus der Wirkung der Bäder erkennt. Während sich der Säugling im warmen Bad ungemein behaglich fühlt, ist er über ein kühles Bad äußerst unglücklich. Kälte ruft beim Neugeborenen großes Unlustgefühl hervor.

Schmerzen werden lebhaft empfunden, nur dauert es von der Einwirkung des Schmerzes bis zur Schmerzäußerung beim jungen Säugling verhältnismäßig lange, die Reaktion erfolgt sehr langsam.

Eine große Rolle spielt das Hungergefühl, es gehört sicher zu den größten Unlustgefühlen im Säuglingsalter, ja es wird vielleicht als Schmerz empfunden.

Der Tastsinn entwickelt sich sehr langsam, Druck und Berührung werden aber bald wahrgenommen. Schon der Neugeborene ballt die Faust, sobald eine Berührung des Handtellers erfolgt. Lange Zeit dient der Mund als Tastorgan, alles wird an den Mund gebracht, um es zu betasten. Erst allmählich wird diese Funktion von den Händen übernommen.

Die geistige Entwicklung des Säuglings erfolgt umso rascher, je mehr man sich mit ihm beschäftigt. Es müssen ihm verschiedene Eindrücke geboten werden, der Gesichtskreis muß erweitert werden. Nur darf man dabei nicht ins Gegenteil verfallen und dem Kinde durch zu reichliche Beschäftigung keine Ruhe gönnen, die Eindrücke zu verarbeiten. Aber es ist ganz gewiß notwendig, daß man sich auch geistig schon früh mit dem Säugling abgibt, will man nicht, daß das Kind in seiner Entwicklung zurückbleibt. Der gesunde Säugling ist stets guter Laune, ruhig und zufrieden, zu Scherz und Spiel aufgelegt.

Das Schreien

Das Schreien ist die erste Funktion des Kindes, es ist seine Sprache. Im allgemeinen ist das Schreien der Ausdruck eines Unbehagens, wie Hunger, Naßliegen, Kälte, Hitze, Schmerz, Ungeziefer usw. Bisweilen schreit der Säugling wohl auch nur aus Langeweile. Vielfach kann eine gut beobachtende Mutter aus der Art des Schreiens dessen Ursache herausfinden.

Ist die Ursache des Schreiens nicht festzustellen, so ist daran zu denken, daß es auch durch Krankheit bedingt sein kann, zu deren Erkennung ein Arzt zu rufen wäre.

Ganz falsch ist es, den Säugling jedesmal, so oft er schreit, aus dem Bette zu nehmen und durch Schaukeln und Herumtragen zu beruhigen. Er würde sehr bald darauf kommen, daß man sich durch Schreien die Annehmlichkeit des Herumtragens erzwingen kann. Ein gut erzogener Säugling schreit nur, wenn er wirklich Grund dazu hat.

Was den Lutscher anbelangt so stehen manche Ärzte auf dem Standpunkt daß er völlig überflüssig ist. Sein Gebrauch ist aber bei den Müttern vielfach so eingewurzelt, daß der Kampf gegen den Lutscher erfolglos sein wird. Wird ein Lutscher verwendet, so ist selbstverständlich darauf zu achten, daß er allen hygienischen Bedingungen entspricht.

Beginn des Sprechens

Liegt der Säugling wach und zufrieden, so beginnt er sehr bald verschiedene Gurgel- und Schnalzlaute von sich zu geben, er findet Vergnügen daran und versucht sie immer wieder. Mit vier bis fünf Monaten wird ein ganz bewußtes Lallen daraus, welches immer ausdrucksvoller wird, um gegen Ende des zwölften Monats dem Beginn der richtigen Sprache Platz zu machen.

Für das gesprochene Wort tritt schon viel früher Verständnis ein. Verschiedene Bewegungen mit den Händen werden schon zu Beginn des zweiten Halbjahres auf Befehl nachgeahmt, wie z. B. das beliebte „Bitte, bitte" usw.

Das Spiel

Ein besonders wichtiger Faktor in der geistigen Entwicklung ist das Spielen, bei dem die Nachahmung die Hauptsache ist. Vom einfachen Spielen mit den eigenen Händen kommt das Kind zum Spielen mit verschiedenen Gegenständen, welches zuerst im Betasten und Ergreifen, später in Lage-, Formveränderung usw. besteht. Sehr früh schon wird das Kind auf glänzende Gegenstände aufmerksam, sie bereiten ihm großes Vergnügen. Das so sehr beliebte Säuglingsspielzeug, die „Rodel" oder „Klapper" erfreut durch ihr Geräusch. Zerknittern von Papier ist ein beliebtes Spiel, dabei macht die selbst hervorgerufene Formengestaltung dem Kinde große Freude. Das Fallenlassen und Fortwerfen von Gegenständen macht großen Spaß und ist als Vorstufe für die verschiedensten Wurfspiele anzusehen. Verstecken und Wiederauffinden spielt jedes Kind gerne („Guck, guck—dada"). Wie weit einem Kinde gewisse Dressurstücke beigebracht werden sollen, ist Ansichtssache, mit gewissem Maß sind dieselben aber sicher eine gute Schulung verschiedener Fertigkeiten.

Durch Erkrankungen bleibt die geistige Entwicklung meist sehr zurück und wird nur langsam wieder nachgeholt.

Spielzeuge für Säuglinge sollen womöglich waschbar sein und ebenso wie der Lutscher allen hygienischen Anforderungen entsprechen. Da der Säugling in der Regel ihm dargereichte Gegenstände zum Munde zu führen pflegt, sollen Spielsachen nicht zu klein sein, da sie sonst verschluckt oder in Nase und Ohren gesteckt werden könnten.

Säuglingspflege

Reinigungsbad

Während des ersten Lebensjahres wird das Kind täglich gebadet mit Ausnahme der ersten Tage nach der Geburt (bis zum Abfall des Nabelstranges). Das tägliche Reinigungsbad wird gewöhnlich vor der zweiten Mahlzeit gegeben, doch kann man wohl auch jede andere Tageszeit wählen, keinesfalls aber soll man das Kind unmittelbar nach einer Mahlzeit baden. Wichtig ist, das Bad täglich zur gleichen Stunde zu geben.

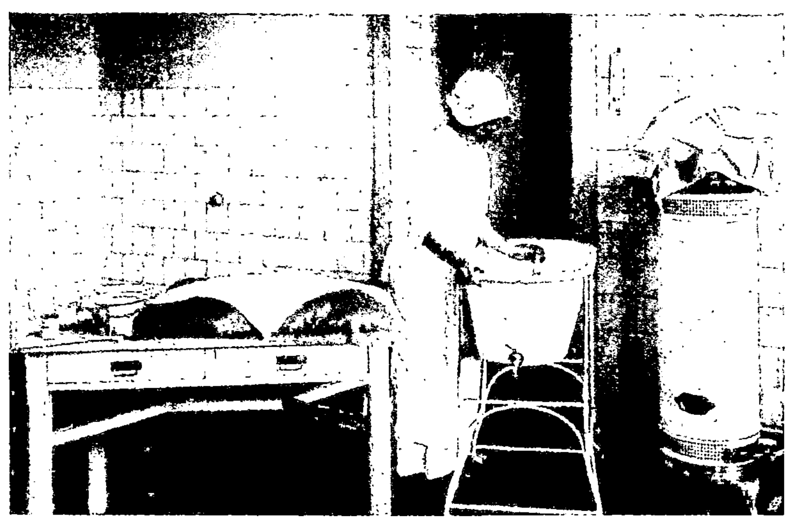

Abb. 22. Vorbereitung für ein Säuglingsbad. Die Temperatur des Badewassers wird geprüft. Wäsche wird auf dem Ofen vorgewärmt. Die übrigen Behelfe liegen auf dem Tisch vorbereitet.

Manche Säuglinge, die sonst während der Nacht unruhig waren, schlafen besser, wenn man sie abends vor der letzten Mahlzeit badet.

Die Technik des Badens ist beim Kinde eine andere als beim Erwachsenen, da es in jeder Beziehung empfindlicher ist und man sowohl auf die Temperatur des Badewassers als auch des Zimmers, dann auf die Waschmethode ein besonderes Augenmerk richten muß.

Größere Säuglinge sollen auch abends einer Reinigung unterzogen werden; diese muß kein Bad sein, sondern kann in einer tüchtigen Körperwaschung bestehen. Zu unterbleiben hat das tägliche Reinigungsbad nur, wenn es der Arzt verbietet.

Vorbereitung für das Bad

Bevor man anfängt, den Säugling zu baden, müssen alle notwendigen Gegenstände ordentlich zurechtgelegt sein, um den Badevorgang nicht unnötig zu verlängern. Die Zimmertemperatur soll 20 bis 22⁰ C betragen, Fenster und Türen sollen geschlossen sein.

Zum Säuglingsbad eignet sich am besten eine ungefähr 70 cm lange, 40 cm breite Emailbadewanne, es kann aber auch eine Badewanne aus Holz verwendet werden, nur muß jede Badewanne peinlichst rein gehalten werden. Sie darf nie einem anderen Zwecke, z. B. der Windelreinigung, dienen. Vor und nach dem Bade wird die Wanne mit Seife und Bürste gescheuert.

In der Badewanne werden ungefähr 30 Liter Wasser von einer Temperatur von 37⁰ C hergerichtet. Nicht ganz sicher ist es, die Wärme des Wassers nach dem Gefühl mit der Hand oder, wie es auch oft geschieht, mit dem Ellbogen zu prüfen. Die Haut des Erwachsenen ist oft derart abgehärtet, daß heiß und kalt nicht richtig empfunden wird. Für das Säuglingsbad soll die Temperatur mit dem Badethermometer gemessen werden. Das Badewasser soll immer gut durchgemischt sein, damit nicht oben das warme Wasser steht, während das Wasser unten kalt ist.

Zur Reinigung der Körperöffnungen verwendet man etwas Watte und eine kleine Schale, gefüllt mit reinem, 37⁰ C warmem Wasser. Der Zusatz von Borsäure ist nicht notwendig. Ist man nicht sicher, daß das Wasser rein ist, so ist es abgekocht zu verwenden. Das Wiener Hochquellenwasser ist verläßlich rein.

Zum Einseifen des Körpers wird eine etwas größere Schale mit 37⁰ warmer 3⁰/₀iger Seifenlösung gebraucht. Um die Seifenlösung zu bereiten, schneidet man 30 g Seife in dünne Scheiben und zerkocht sie in einem Liter Wasser. Milde Seifen sind für die Haut günstiger als scharfe. Für ein Reinigungsbad werden ungefähr 150 g dieser 3% Seifenlösung gebraucht. Die Menge hängt sowohl von der Güte der Seife als auch von der Größe des Kindes ab.

Zum Einseifen verwendet man einen Waschlappen aus Frottierstoff, der nach jedem Gebrauch ausgewaschen werden muß. Ein Badeschwamm soll wegen der geringen Reinigungsmöglichkeit nicht verwendet werden.

Zum Pudern ist venezianischer Talk (Federweiß) zu verwenden; Reismehl wird als organischer Stoff leicht zersetzt und quillt als stärkehältige Substanz, wodurch es zur Reizung der Haut kommen kann. Am besten eignet sich zum Einstuppen eine Büchse nach Art der Zuckerstreuer. Watte zum Pudern zu verwenden, ist nicht zu empfehlen, weil meist die schon gebrauchte Watte in die Puderschachtel eingetaucht wird und somit das ganze Streupulver verunreinigt werden kann.

Eine sehr weiche Kopfbürste dient der Pflege des Haares. Die Wäsche, mit welcher der Säugling nach dem Bade bekleidet wird, hat auch handgerecht gelegt zu werden. Nach dem Bade soll nur gewärmte Wäsche verwendet werden. Auf einen Wickeltisch wird ein Wickelpolster gelegt, mit wasserdichtem Stoff (Gummituch, Billrothbattist) überdeckt. Darauf legt man den nur in eine Windel gehüllten Säugling. — Erst wenn alle Vorbereitungen getroffen sind, kann das Bad begonnen werden.

Reinigung der Augen

Zuerst werden die Augen gereinigt. Der Kopf des Kindes wird mit der linken Hand nach der Seite des zu reinigenden Auges gedreht, um zu vermeiden, daß Unreinlichkeiten des einen Auges in das andere fließen können. Man taucht ein kleines Stück Watte in das reine Wasser ein und wischt damit sanft vom äußeren zum inneren Augenwinkel über das geschlossene Lid. Ist mit einem Mal nicht aller Schmutz entfernt, so wiederholt man das Verfahren; wenn nötig, legt man den nassen Wattebausch für kurze Zeit auf das Auge, damit das angetrocknete Sekret aufgeweicht wird. Bei der Reinigung des zweiten Auges verfährt man in der gleichen Weise, für jedes Auge wird aber frische Watte genommen. Zeigt sich in den Augen eitriges Sekret, ist sogleich das Kind ärztlicher Behandlung zuzuführen: besonders beim Neugeborenen können Augenentzündungen unter Umständen sehr gefährlich werden, und wenn nicht rechtzeitig behandelt, sogar zur Erblindung führen.

Der Naseneingang wird mit in Wasser getauchter Watte gereinigt.

Reinigung der Ohren

Ein Stückchen Watte wird in Wasser getaucht, etwas ausgedrückt und die Ohrmuschel in allen ihren Windungen sanft gereinigt, ebenso die Falte hinter dem Ohr, welche besonders gut getrocknet werden muß, da die Kinder hier sehr leicht wund werden. Man muß sich stets vor Augen halten, daß der Gehör-

gang des Säuglings viel kürzer ist als der des Erwachsenen. Eine
Verletzung des am Ende des Gehörganges befindlichen Trommel-
felles ist daher sehr leicht möglich. Die Reinigung mit harten

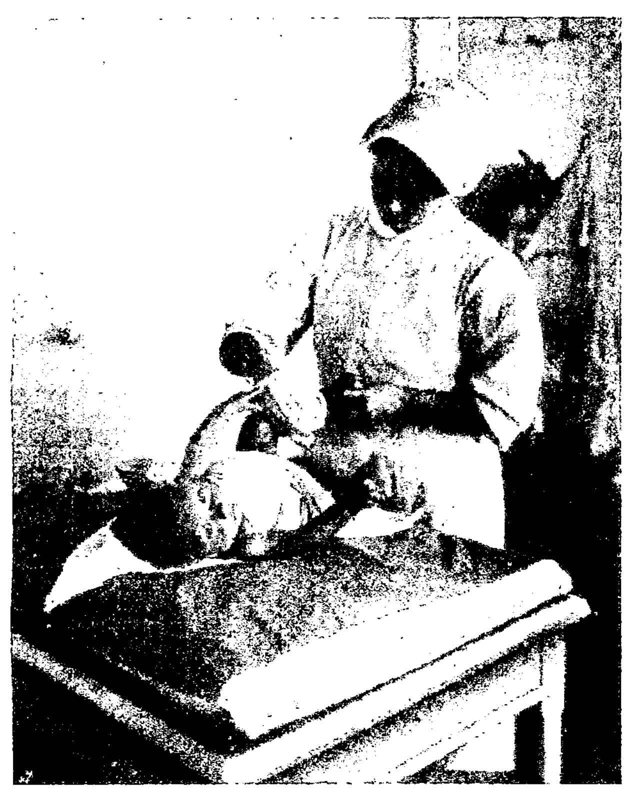

Abb. 23. Einseifen des Säuglings

Gegenständen, wie Schuhknöpflern, Haarnadeln ist unbedingt
zu unterlassen.

Das Gesicht wird mit einem größeren Stück weißer Watte
und klarem Wasser gewaschen, und zwar die Stirne, die Augen-
brauen, der Nasenrücken, die Wangen, das Kinn, die Umgebung
des Mundes und ganz zum Schluß die Gegend unter der Nase.
Die Augen werden nicht mehr gewaschen, da sie zuerst der Reinigung unterzogen wurden.

Einseifen

Um wirklich alle Körperstellen gründlich reinigen zu können, wird der Säugling außerhalb des Bades eingeseift.

Man nimmt einen Waschlappen, taucht ihn in die größere Schüssel mit 3% Seifenlösung ein, wäscht damit gründlich die behaarte Kopfhaut weit in die Stirne herein, aber so, daß keine Seife in die Augen spritzt, weil sie brennenden Schmerz erzeugt, dann der Reihe nach Hals, Hände, Achselhöhlen, Brust und Bauch bis zur Nabelhöhe, Nabelfalten, Rücken bis zur Hüfthöhe, Füße, Beine, Unterbauchgegend, Schenkelfalten, Geschlechtsgegend, Gesäß, zum Schluß die Umgebung des Afters. Hat man bereits diese Stellen, deren Hautfalten ganz besonders gut zu reinigen sind, geseift, so darf man nicht mehr auf einen anderen Körperteil übergehen, denn es wäre gefährlich, dort befindlichen Schmutz auf andere Hautstellen zu übertragen.

Es muß die ganze Haut gut eingeseift werden, dabei darf aber nur zart gerieben werden, weil die Haut leicht wund gescheuert werden kann. Während des Einseifens bleibt das Kind in den Windeln eingehüllt, es wird nur der zu waschende Körperteil zur Reinigung entblößt und dann gleich wieder bedeckt.

Bei Knaben wird die Harnröhrenöffnung mit Watte und klarem Wasser abgewischt. Bei Mädchen werden die großen Schamlippen mit zwei Fingern der linken Hand von oben her sanft auseinander gehalten und mit einem in reines Wasser getauchten Wattestückchen zart von vorne nach rückwärts gewischt. Die Watte wird sehr naß genommen, damit die Stuppteilchen oder Stuhlreste tüchtig herausgespült werden. Mit einem Wattestück darf immer nur einmal gereinigt werden, dann muß ein frisches Wattestück genommen werden, denn sonst könnte die oberhalb der Scheide gelegene Harnröhre infiziert werden. Die Reinigung ist so lange fortzusetzen, bis alle allenfalls eingedrungenen Stupp- oder Stuhlteilchen entfernt sind.

Das Baden

Um dem Kleinen das Bad möglichst angenehm zu machen, taucht man ihn nicht rasch ins Wasser, sondern senkt zuerst die Beinchen hinein, dann allmählich den ganzen Körper. Der Säugling muß im Bad richtig gehalten werden, damit er sich sicher fühlt. Die linke Hand der Pflegerin umgreift die linke Schulter des Kindes, das Köpfchen ruht am linken Handgelenk. Der ganze Körper soll möglichst vom Wasser bedeckt sein, nur ist sehr darauf zu achten, daß Badewasser weder in Augen, noch in Mund und Ohren kommt. Die rechte Hand spült nun die Seife in der gleichen Reihenfolge des Einseifens ab. Die meist zum Fäustchen geballten Hände müssen sanft geöffnet werden, um auch hier die Seife zu entfernen. Der gesunde Säugling fühlt sich im Bad äußerst wohl und strampelt lustig herum.

Nach 3 bis 5 Minuten wird er in ein durch eine Hilfsperson bereit gehaltenes gewärmtes Badetuch gehüllt und auf den Wickelpolster gelegt. Ist keine Hilfsperson zur Hand, so steckt man sich das Badetuch vor, um den Säugling gleich damit be-

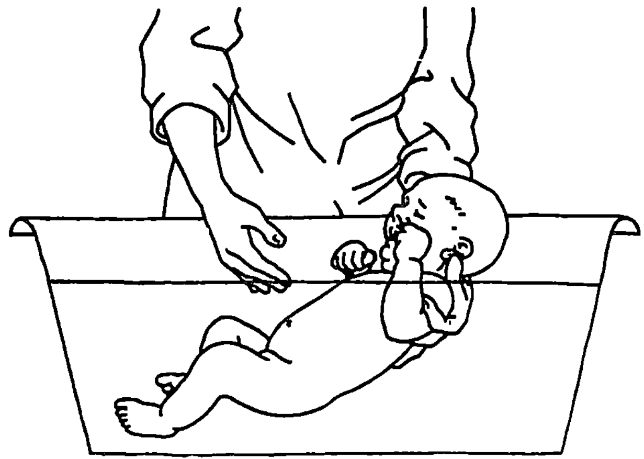

Abb. 24. Wie der Säugling im Bade gehalten wird.

decken zu können. Man kann dem Vollbad eine Übergießung mit reinem Wasser von 37⁰ C folgen lassen, damit das unreine Badewasser wieder von der Haut entfernt wird.

Oft wird gefragt, ob das tägliche warme Bad das Kind nicht schwächt. Das Bad schwächt sicher nicht, wenn es nur kurz dauert, eben so lange, als notwendig ist, um die Seife abzuspülen. Das Bad soll nur ein Reinigungsbad und kein Dauerbad sein.

Abtrocknen

Durch leichtes Streifen über den ganzen Körper wird der ins Badetuch gehüllte Säugling zuerst etwas erwärmt, die ärgste Feuchtigkeit wird abgenommen, dann erst wird gründlich getrocknet. Der Säugling bleibt mit dem Badetuch bedeckt, nur der zu trocknende Körperteil wird entblößt.

Das Gesicht wird sanft abgetupft, die behaarte Kopfhaut wird mit dem Badetuch trocken gerieben, am Kopf darf man etwas frottieren, weil die Haut dort nicht so empfindlich ist. Alle übrigen Körperstellen dürfen nur abgetupft und abgedrückt werden. Die zarte Haut des Halses wird sanft abgetupft; um gut in alle Falten zu gelangen, wird das Kind mit der linken Hand so im Nacken gehalten, daß der Kopf etwas rückwärts überfällt. Die Faust wird vorsichtig geöffnet, die Handfläche und die Räume zwischen den Fingern gut getrocknet, die Arme selbst abgedrückt, ganz besonders die Hautfalten der Handgelenke, der Ellenbeugen und der Achselhöhlen berücksichtigt. Brust und Rücken werden mit dem Badetuch abgedrückt. Dann kommen die Zehen und Beine an die Reihe, die Kniekehle wird besonders berücksichtigt und ganz zum Schluß wird die Schenkelbeuge peinlichst genau getrocknet.

Mit gedrehter Watte wird in allen Windungen der Ohrmuschel und in der Ohrfalte alle Feuchtigkeit entfernt.

Die Haut des Säuglings ist so zart, daß schon ein nicht ganz gründliches Abtrocknen genügt, um Wundsein zu erzeugen.

Pudern

Das Pudern hat den Zweck, die Haut trocken zu erhalten und außerdem die Reibung in den Hautfalten zu verringern. Der Säugling wird überall dort eingestuppt, wo sich zwei Hautflächen gegenüberliegen, so hinter den Ohren, am Hals, im Nacken, in der Ellbeuge, unter den Armen, in der Fußfalte, in der Kniekehle und in der Schenkelbeuge. Bei Mädchen darf kein Stupp in die Scheide gelangen, weil derselbe als Fremdkörper die zarte Schleimhaut reizen könnte; sie wird während des Stuppens mit zwei Fingern der linken Hand überdeckt.

Puder wird nur auf trockene Haut und sehr dünn aufgetragen und außerdem noch mit einer Windel sanft verstrichen, so daß nur eine ganz dünne Schicht Stupp die Haut wie ein Hauch überdeckt.

Ankleiden

Nun wird der Säugling mit gewärmter Wäsche bekleidet. Erhält der Säugling außer dem Hemd noch ein Leibchen, so werden die Ärmel desselben über die Ärmel des Hemdes gesteckt, um beides auf einmal anziehen zu können. Der Ärmel wird aufgekrempelt, eine Hand faßt durch und ergreift alle Finger eines Händchens, die andere Hand stülpt den Ärmel über. Das Kind

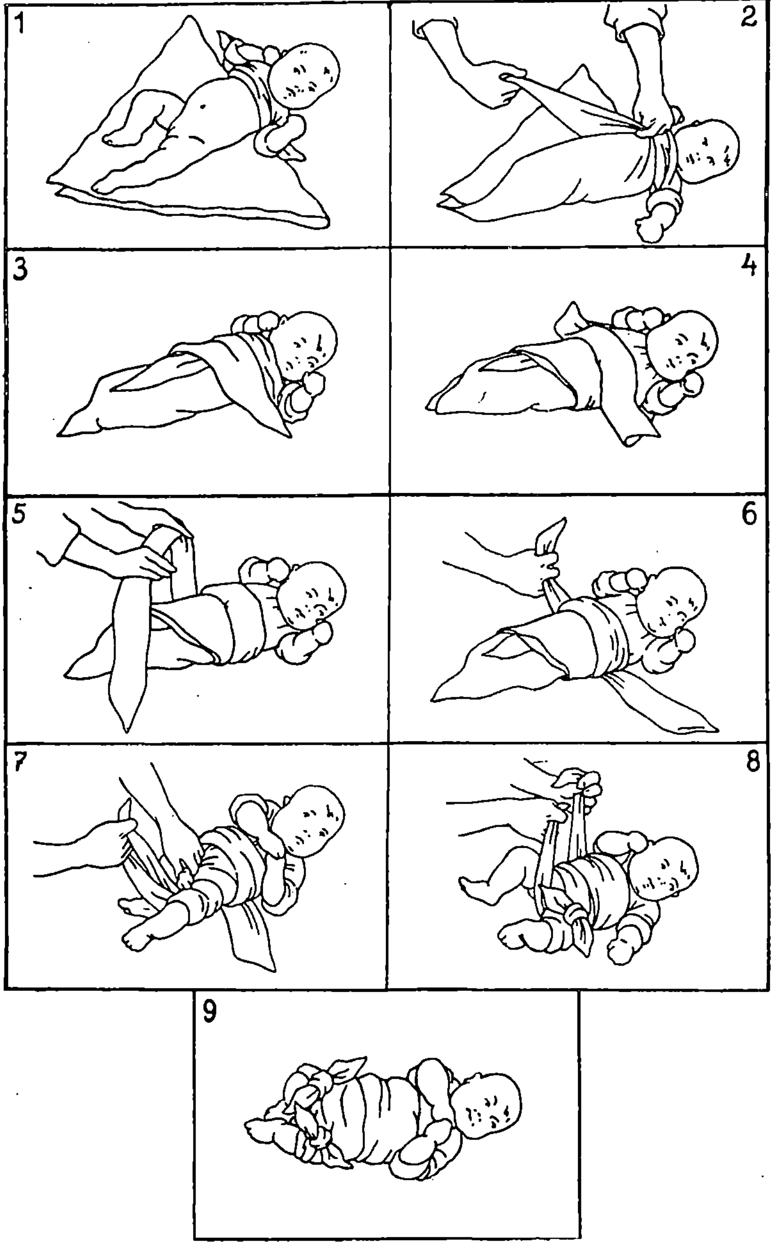

Abb. 25. Anlegen der Windelhose

wird auf die Seite oder auf den Bauch gelegt, das Hemd im Nacken geknotet.

Eine ins Dreieck gefaltete Windel wird aufgebreitet, der Säugling daraufgelegt. Ein seitlicher Teil wird schräg über den Bauch gelegt und so darübergeschlagen, daß der Zipfel zur Schenkelbeuge weist. Der zweite Teil der Windel wird glatt über den Körper gelegt. Jetzt wird das Hemd stramm heruntergezogen und so weit wieder zurückgeschlagen, daß es nicht bei jedem Harnabgang naß gemacht wird; am Rücken wird es möglichst faltenlos übereinander gelegt. Eine zu einer Binde gelegte Windel wird über den Bauch geschlungen, am Rücken gekreuzt, die beiden Enden derselben oberhalb der Knie an die beiden losen Zipfel der ersten Windel geknotet, ohne daß die Windelhose den Säugling einschnürt (s. Abb. 25).

Mundpflege

Der Mund des Säuglings darf niemals ausgewischt werden. Die Schleimhaut des Mundes ist noch sehr zart, an manchen Stellen liegt sie knapp über spitzigen Knochen, so daß sehr leicht kleine Verletzungen entstehen können, die, in Geschwüre übergegangen, dem Kleinen viel Schmerzen verursachen können. Hat der Säugling auch Milchreste im Mund, so schaden ihm diese viel weniger als eine Mundreinigung.

Beobachtung während des Badens

Beim Baden hat man Gelegenheit, den ganzen Körper des Säuglings anzusehen. Es wird nicht schwer fallen, dabei jede Veränderung zu bemerken. In der Atmung kann etwas Auffallendes sein, sie kann zum Beispiel beschleunigt, unregelmäßig, keuchend sein. Die Augen können gerötet, verklebt oder eitrig sein, die Nase kann verstopft sein oder sie kann verschiedene Sekrete absondern. Weint der Säugling bei der Reinigung der Ohren schmerzlich, so schmerzen ihn die Ohren; diese Empfindlichkeit ist meist mit einer Mittelohrentzündung verbunden, ebenso der eitrige Ohrenfluß. Hinter dem Ohr kann die Haut gerötet werden, was gleich im Beginn bemerkt werden sollte und durch Einlage von etwas Watte in die Ohrfalte in den meisten Fällen leicht behoben werden kann.

Jede kleinste Veränderung an der Haut soll man beachten, besondere Trockenheit, Rötung, jedes Bläschen, jede Schwellung usw. Es muß auffallen, wenn ein Säugling ein Bein weniger bewegt als das andere, es allenfalls schlaff herabhängen läßt.

Die Bewegung eines Gelenkes kann schmerzhaft sein oder es kann Druckempfindlichkeit an einer Stelle bestehen. Man achte darauf, ob der Bauch eingesunken oder aufgetrieben ist, hart oder weich, ob der Nabel verändert ist, die Geschlechtsteile in Ordnung sind.

Kurz, alles vom Normalen, Regelmäßigen Abweichende muß man sofort sehen, um den Arzt rechtzeitig zu Rate ziehen zu können.

Kopfpflege

Trotzdem man den Kopf täglich gründlich mit Seife wäscht, sammelt sich bei manchen Kindern an der behaarten Kopfhaut auf der Scheitelhöhe der sogenannte „Grind" oder „Gneis" an. Es ist dies eine Kruste, die aus dem Sekret der Talgdrüsen und aus Hautschuppen besteht; bei ungepflegten Kindern kommt noch Staub und Schmutz dazu, wodurch die Kruste verstärkt wird. Im Volke besteht die Meinung, man dürfe den Grind wegen des weichen „Fleckerls" (Fontanelle) nicht entfernen. Bleibt jedoch diese Kruste darauf, so wird die darunter befindliche Haut gereizt, es kann zu Entzündungen und Eiterungen kommen; so entsteht das Bild des „wehen" Kopfes.

Um den Grind zu entfernen, tränkt man ein Leinenfleckchen in Öl und legt es auf den Kopf. In ungefähr einer halben Stunde ist die Kruste aufgeweicht und läßt sich nun ganz leicht mit einem gewöhnlichen Staubkamm abkämmen. Der Kamm wird flach gehalten, man kämmt mit sanftem Druck von vorn nach rückwärts. Über die Fontanelle kann man ganz unbesorgt hinwegstreichen. Im Bad wird das Öl wieder entfernt.

Nagelpflege

Die Nägel sollen wöchentlich einmal geschnitten werden, um dem Schmutz keine Unterkunft zu bieten und dem Säugling die Möglichkeit zu nehmen, sich aufzukratzen. Mit einer zarten scharfen Schere wird der Nagel abgeschnitten, darf jedoch nicht „manikü`rt" werden. Die Ecken werden nicht eingeschnitten, die Haut des Nagelfalzes unter keinen Umständen zurückgeschoben, sie bildet ja den natürlichen Schutz des Nagels.

Trockenlegen

Wer den ihm anvertrauten Säugling lieb hat, legt ihn trocken, so oft er naß ist. Das Trockenlegen geschieht besser vor wie nach der Mahlzeit, da manche Kinder nach dem Trinken erbrechen.

wenn sie bewegt werden. Nach jedem Stuhlgang ist die Haut mit warmem Wasser in allen Hautfalten von den Stuhlresten zu befreien. Bei Mädchen ist stets von vorn nach rückwärts zu wischen, damit keine Stuhlteile in die Scheide oder Harnröhre gebracht werden, denn sie könnten dort Entzündungen hervorrufen. Jeder Stuhl ist genau auf seine Beschaffenheit und auf allfällige Beimengungen zu besichtigen. Es ist nicht nötig, auch nach jeder Harnentleerung die Haut zu waschen, insbesondere nicht bei Brustkindern, da dieser Harn fast reines Wasser ist. Bei jedem Trockenlegen wird die Haut in der früher angegebenen Weise eingestuppt, um das Wundwerden zu verhüten.

Den Windeln sollte eine besondere Sorgfalt gewidmet werden. Die beschmutzten sind in einen eigens dazu bestimmten, gut verschließbaren Kübel zu legen und zwar außerhalb des Säuglingszimmers. Irgendwie beschmutzte Windeln sollten zu keinerlei Manipulationen im Bereiche des Kindes verwendet werden. Es sollen überhaupt immer nur gewaschene Windeln benützt werden. Betreffs des Waschens von Windeln muß besonders betont werden, daß man Windeln nie im beschmutzten Zustande trocknen soll, sondern sie sollen gleich eingeweicht und oberflächlich gereinigt werden, dann im Wasser liegen bleiben bis zur definitiven Reinigung. Diese geschieht in $\frac{1}{2}\%$ Sodalösung mit darauffolgendem Kochen von 10 Minuten Dauer. Diese Reinigung sollte aber jeden Tag einmal vorgenommen werden, um einem längeren als 24stündigen Liegenbleiben der schmutzigen Windeln zu steuern. Wichtig ist, daß die Windeln nach dem Waschen gut gespült und ohne Bläuen gebügelt werden. Sehr zu warnen ist vor dem Gebrauch von noch feuchten Windeln, da diese die Haut reizen.

Das Wundsein des Säuglings läßt sich fast immer durch richtige Pflege vermeiden. Die häufigsten Ursachen des Wundseins sind:

1. schlecht gewaschene Wäsche;
2. schlechtes Abtrocknen der Haut nach dem Bade;
3. zu langes Naßliegen;
4. ungenügende Reinigung nach Stuhlgang;
5. zu dickes Einpudern und ungenügendes Verstreichen des Streupulvers;
6. zu starkes Reiben der Haut bei der Reinigung.

Das Wundsein macht dem Säugling große Schmerzen. Ein Kind mit Wundsein muß sehr oft trocken gelegt werden, die Haut wird durch Öl vor der Einwirkung der Feuchtigkeit geschützt. Etwas Öl wird auf ein reines, weiches Leinenfleckchen gebracht und auf die gerötete Stelle gelegt. Da das Waschen

mit Wasser der schon gereizten Haut schadet, werden die
Stuhlreste mit Öl entfernt. Das Wundsein kann bei mangelnder
Pflege an allen jenen Körperteilen ausbrechen, wo zwei Haut-
flächen einander gegenüberliegen, so z. B. in der Ellenbeuge,
Achselfalte, Halsfalte, hinter dem Ohr usw.

Kleidung

Die Kleidung hat den Zweck, den Säugling vor Abkühlung
zu schützen und Feuchtigkeit aufzusaugen. Sie darf den Kleinen
auf keinen Fall in seiner Bewegungsfreiheit hindern. Sie muß
zweckentsprechend und der Jahreszeit angepaßt sein. Das Hemd,
meist aus Leinen, soll zart und weich sein, um die Haut nicht
zu reiben. Es ist ein Flügelhemd, mit einem Bändchen am Halse
zu knoten. Knöpfe würden drücken. Nadeln, auch Schutznadeln,
sind von Säuglingskleidern vollständig zu verbannen. In der
kühleren Jahreszeit kann über das Hemd ein gestricktes Jäckchen
gezogen werden. Das Hemd soll täglich gewechselt werden.

Die Windeln haben am besten eine Größe von ungefähr
75 cm im Quadrat und müssen aus gut aufsaugendem Material sein.

Für gewöhnlich genügt es vollkommen, den Säugling in der
früher beschriebenen Weise zu bekleiden, nur zum Spaziergang
kann er allenfalls in ein Tragkissen gegeben werden. Für diesen
Zweck wird der Säugling anders gewickelt. Auf das Tragkissen
wird, um es vor Nässe zu schützen, ein ungefähr 35:35 cm großes
Gummituch gelegt. Dieses ist täglich durch festes Abseifen gründlich zu reinigen, sonst würde es übel riechen. Keinesfalls darf
die Einlage so groß sein, daß sie den ganzen Unterkörper einhüllt,
es würde dadurch die Wasserabgabe durch die Haut behindert.
Darauf kommt ein Flanell (quadratisch mit 75 cm Seitenlänge),
darauf eine Windel, am oberen Rand etwa handbreit um den
Flanell umgeschlagen, als letztes wird eine ins Dreieck gelegte
Windel gegeben. Der mit Hemd und Jäckchen bekleidete Säugling wird daraufgelegt, die mittleren Zipfel der dreieckigen Windel
durch die Beine des Kindes gezogen, dann die seitlichen Teile
quer um den Leib herübergeschlagen. Windel und Flanell werden
glatt herum gewickelt, am Fußende nach rückwärts umgeschlagen,
Hemd und Jäckchen darübergezogen, ersteres wieder hinaufge-
schlagen. Der Kautschuk wird unter das Gesäß des Kindes gelegt, das Tragkissen locker geschlossen (s. auch Säuglingsaus-
stattung S. 97).

Das mumienhafte Einschnüren mit einem Wickelband in
den Wickelpolster ist energisch zu verbieten. Das arme Kind
kann sich ja dann nicht bewegen, liegt fest gepreßt in einer

schrecklichen Dunsthülle! Die Ansicht, daß es notwendig sei,
dem Kind die Beine gerade zu strecken und festzubinden, ist
vollkommen falsch.

Zur kühleren Jahreszeit wird im Freien der Kopf mit einer
gestrickten Mütze bedeckt; zu Hause braucht man kein Häubchen.
Beginnt der Säugling zu stehen, so geht die Kleidung allmählich
in die übliche Kinderkleidung über.

Mit dem Tragen von Lederschuhen soll man warten, bis das Kind im Freien laufen kann; die ersten Gehversuche macht das Kind am besten barfuß, damit sich die Muskeln und Gelenke des Fußes normal entwickeln.

Das Bett

Der Säugling soll sein eigenes Bett haben. Liegt der Säugling im Bett der Mutter, so muß er schlechte Luft atmen und es besteht die Gefahr, daß er von der Mutter im Schlaf erdrückt wird. Der einfache Wäschekorb kann als Lager dienen, nur muß er peinlichst rein gehalten werden. Allen hygienischen Anforderungen entspricht ein ein

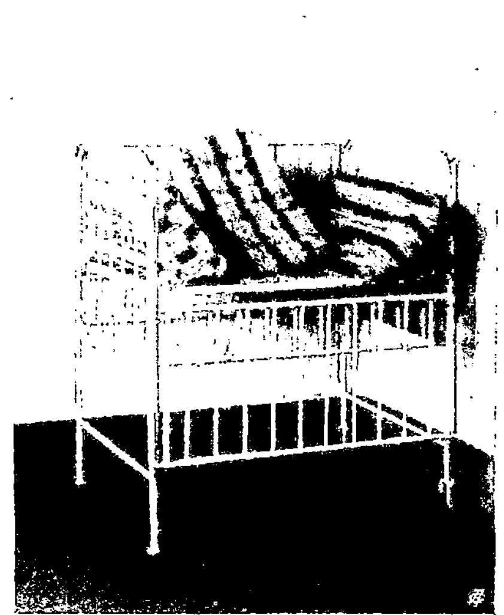

Abb. 26. Säuglingsbett mit drei
Matratzenteilen; die vordere Wand
läßt sich hinunterschieben

faches, modernes Eisenbett, durch welches auch die Gefahr des
Herausstürzens des Kleinen beseitigt wird. Als Unterlage dient
eine dreigeteilte Matratze, die durch ein Gummituch vor Nässe
geschützt wird. Darüber wird faltenlos ein Leintuch gespannt.
Auf das Leintuch legt man abermals einen Kautschuk, von
einer Windel überdeckt, darauf ruht das Kind. Diese Windel
wird ebenso wie die Windel des Höschens nach jeder Benässung
erneuert. Der darunter befindliche Kautschuk muß täglich
wenigstens einmal gründlichst gereinigt werden, und zwar wird
er mit Waschel und 1% Seifenlösung beiderseits tüchtig gescheuert.

Als Bedeckung ist eine leichte Wolldecke dem Federbett entschieden vorzuziehen, sie muß beiderseits von einem waschbaren Überzug umhüllt sein. Ein Kopfkissen ist für den Säugling überflüssig, es würde ihn nur in seiner normalen Lage hindern.

Das Säuglingszimmer

Luft, Licht und Sonne müssen die Leitworte sein bei der Wahl der Wohnstätte des Kindes. Ein großes, helles, sonniges, leicht zu ventilierendes Zimmer mit möglichst einfacher Einrichtung, bei der unnötige Polsterungen und alle sonstigen Verzierungen, Ecken und Kanten unzweckmäßig wären, da diese nur Staubfänger sind. Wenn dem Prinzip Rechnung getragen wird, daß alle Gegenstände in der Nähe des Kindes waschbar sein sollen, so dürfte man dem Ideal eines Kinderzimmers am nächsten kommen. Selbstverständlich ist, nebst der Reinlichkeit und Staubfreiheit, für frische Luft Sorge zu tragen. Nicht nur dadurch, daß täglich oft gelüftet wird, sondern auch dadurch, daß im Kinderzimmer jede Verrichtung, die eine Verschlechterung der Luft mit sich bringt, wie Kochen, Trocknen von Wäsche usw. zu unterbleiben hat.

Lufthygiene

Gleich einer zarten Pflanze ist das Gedeihen des Kindes an Luft und Sonne gebunden. Sogenannter „Zug" schadet dem Kinde nicht. Vor plötzlicher Abkühlung jedoch soll der Säugling geschützt werden. Das Bett soll seinen Platz im Zimmer so haben, daß es möglichst viel von der Sonne erreicht wird. Bei schönem Wetter ist das Bett ans offene Fenster zu stellen, dabei ist der Säugling je nach der Außentemperatur zu bedecken, an warmen Sommertagen kann man ihn einige Zeit ganz nackt liegen lassen. Die zarte Haut muß allmählich an die Sonne gewöhnt werden, damit kein Sonnenbrand entsteht. Ist ein Garten zur Verfügung, so soll der Säugling in der schönen Jahreszeit möglichst den ganzen Tag im Garten zubringen. Zum Ausfahren wird ein Kinderwagen benützt, in dem der Säugling, je nach der Jahreszeit bekleidet, bequem liegen kann. Das Dach ist nur bei Regen zu schließen, sonst nimmt es zuviel frische Luft weg. Was das Ausführen des Kindes betrifft, so kann man im Sommer und Herbst schon den eine Woche alten Säugling ins Freie bringen, vorausgesetzt natürlich, daß es windstill und sonnig ist. Die günstigsten Stunden richten sich auch nach der Jahreszeit. Im Winter wähle man die Zeit zwischen 10 und 14 Uhr. Im Hochsommer sind die Morgen- und späteren Nachmittagsstunden die günstigsten. Das tägliche Ausfahren hat nur bei ausgesprochen schlechtem Wetter zu unterbleiben. Bei niedriger Temperatur wird das Kind wärmer bekleidet, die Dauer des Ausganges wird abgekürzt. Gegen das Schlafen des Kindes im Freien ist gar nichts einzuwenden. Wenn die Wohnung mit einem Balkon nach Süden oder einem sonnigen Garten verbunden ist, ist es überflüssig, das Kind auf die Straße oder in öffentliche Gärten

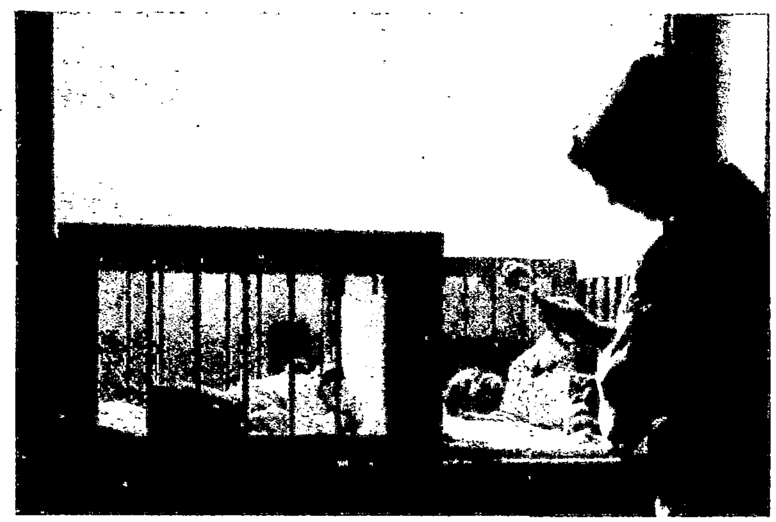

Abb. 27. Fensterbalkon für Säuglinge

auszuführen. Es bewähren sich auch einfache Holzbalkone recht gut, die auf den Fensterrahmen bei geöffnetem Fenster aufgelegt werden und, auf den Fußboden des Kinderzimmers gestellt, als Gehschulen dienen können.

Eine immer wieder gemachte Erfahrung bestätigt, daß Kinder, die viel an der Luft sind, frischer, gesünder und widerstandsfähiger werden als solche, die man ängstlich vor jedem Luftzug schützt.

Im Säuglingsalter erfolgt die Abhärtung nur durch reichlich frische Luft, nicht durch Wasserbehandlung. Höchstens, daß zur Übung der Hautblutgefäße dem täglichen Bad eine kurze, etwas kühlere Übergießung folgen könnte.

Säuglingsausstattung

In welcher Ausführung die Mutter die Ausstattung für ihren Säugling anschafft, hängt natürlich von den Mitteln ab, über die sie verfügt. Jedenfalls soll aber die Mutter schon längere Zeit vor der Geburt ihres Kindes bemüht sein, nach und nach alle notwendigen Sachen einzuschaffen. Folgende Aufstellung gibt eine besondere reiche Ausstattung an.

Die mit * bezeichneten Gegenstände sind nicht unbedingt notwendig.

Bett, 3 Drittelmatrazen, wollene Decke,
Wickeltisch*,
2 Kautschukeinlagen, Wickelpolster*,
Kinderwagen*,
verschließbarer Kübel*, Badewanne,
Badethermometer, Zimmerthermometer,
Bürste zum Reinigen der Wanne,
Augenschälchen, Seifenwasserschälchen, wasserdichte Unter-
    lage zum Baden,
Waschlappen, Watte,
Puderstreuer, venezianischer Talk, Vaselin, milde Seife,
weiche Kopfbürste*, Staubkamm, feine Nagelschere*,
Sauger, kleiner Löffel, Flaschenbürste,
Milchtopf,
Soxhletapparat* mit Flaschen und Verschluß, Saugerbehälter,
graduiertes Meßglas, Kochlöffel,
Schalenwage*, Säuglingswage*.

Wäsche

Die Menge der notwendigen Wäsche ist davon abhängig, in welchen Zwischenräumen die Wäschereinigung vorgenommen wird. Erfolgt diese jeden zweiten Tag, so werden ungefähr gebraucht:

50 Windeln	5 Servietten
5 Flügelhemdchen	3 Wickelpolsterbezüge
5 gestrickte Jäckchen	3 Steckkissenbezüge
3 Leintücher	2 Steckkissen
3 Deckenbezüge	1 Wolljäckchen im Winter
5 Badetücher	1 Wollmütze im Winter.

Stuhl

Beim Säugling erfolgen die Entleerungen im Gegensatz zum Erwachsenen unwillkürlich.

Er ist bei einem an der Brust genährten Kinde salbenartig, dottergelb, von angenehmem, säuerlichen Geruch, zuweilen etwas schleimig. Der normale Stuhl des mit Kuhmilch ernährten Säuglings ist ähnlich dem Brustmilchstuhl, häufig etwas fester, es fehlt der gute säuerliche Geruch. Bei Übergang zur gemischten Kost nähert sich auch das Aussehen des Stuhles dem des größeren Kindes.

Der Abgang von Stuhl erfolgt zwei- bis dreimal täglich. Es kommt aber auch vor, daß ein Säugling nicht täglich Stuhl hat, was gar nicht beängstigend ist, eine Nachhilfe mit Klysmen ist überflüssig.

Von großer Wichtigkeit ist die gleichmäßige Anzahl und die gleichmäßige Beschaffenheit der Stuhlentleerungen. Während der eine Säugling stets etwas dünnbreiige Stühle in größerer Anzahl hat, hat der andere täglich nur einen festen Stuhl. Deutliche Schleimbeimengungen sind bei einem nicht an der Brust ernährten Kind stets auffallend.

Im Säuglingsalter bedingen fast alle Erkrankungen auch Störungen des Magendarmtraktes. Abweichungen von der normalen Anzahl und Beschaffenheit des Stuhles sind stets als ein Krankheitszeichen anzusehen, dem genügend Beachtung beigemessen werden muß.

Der normale Stuhl besteht aus unverdauten Nahrungsresten, dem Sekret der Verdauungsdrüsen, Bakterien und aus Wasser. Vom Wassergehalt hängt die Konsistenz des Stuhles ab. Passiert der Inhalt den Dickdarm langsam, so hat dieser Gelegenheit, viel Wasser zu entziehen, der Stuhl wird fest und hart. Ist dagegen die Bewegung des Darmes eine sehr rege, so wird der Inhalt rasch weitergeschoben, so daß der Darmschleimhaut wenig Zeit bleibt, Wasser aufzunehmen. Dadurch wird der Stuhl bei der Entleerung noch reich an Wasser, er wird dünnbreiig, ja selbst flüssig sein und in häufigen Absätzen, meist spritzend, entleert werden.

Die Farbe des Stuhles kann auch verschiedene Veränderungen zeigen. Stühle, welche sich einige Zeit nach dem Absetzen an ihrer Oberfläche grünlich verfärben, sind nicht bedenklich: im Stuhl enthaltene Stoffe gehen mit der Luft eine chemische Veränderung ein, welche diese Verfärbung hervorruft.

Ganz dunkelgrüne, stark schleimige Stühle sind die sog.

Hungerstühle, sie bestehen fast nur aus Darmsekret und kommen dann zustande, wenn fast keine Nahrung den Magendarmkanal passiert, so daß die Nahrungsreste im Stuhl fehlen. Diese Stühle sind dem Kindspech (s. S. 66) ähnlich.

Wenn ein Stuhl besonders übel riecht, so ist dies ein Zeichen, daß im Darm abnorme Fäulnisprozesse vor sich gehen. Bei schlechten Stühlen ist der Arzt zu befragen. Für diesen ist ein Stuhl (zugedeckt) aufzubewahren.

Erbrechen

Dem Erbrechen ist eine ebenso genaue Beobachtung zu schenken, wie den schlechten Stühlen. Die leichteste und unschuldigste Form des Erbrechens ist das sog. „Speien". Dieses hat keine besondere Bedeutung, da dabei in der Regel nur geringe Nährwerte verloren gehen. Ist das Erbrechen intensiver, so kann der Verlust an Nährwerten ein recht bedeutender sein, so daß der Organismus zufolge des bestehenden Erbrechens nicht richtig gedeihen wird.

Besonderes Augenmerk ist darauf zu legen, wie das Erbrechen erfolgt, zu welcher Zeit und welche Beschaffenheit das Erbrechen aufweist. Wenn das Erbrechen bald oder unmittelbar nach dem Trinken eintritt, so ist die Milch im Magen noch nicht geronnen. Das Erbrochene ist „flüssig"; ist zwischen Trinken und Erbrechen längere Zeit verstrichen, so ist das Erbrochene geronnen, es ist „topfig".

Heftiges, plötzliches Erbrechen kommt sowohl bei Säuglingen, als auch bei älteren Kindern häufig vor und ist in der Regel harmloserer Natur als bei Erwachsenen; es müssen aber auf jeden Fall alle Nebenerscheinungen und vorhergegangenen Ereignisse in Betracht gezogen werden. Der Brechakt löst immer ein Unwohlsein und eine Hilflosigkeit aus und verlangt Unterstützung und Beistand. Schmutzig gewordene Wäsche soll sofort gewechselt werden. Die Art des Erbrechens, die Menge des Erbrochenen und die Beimengungen können von Bedeutung sein und all das muß sehr genau beschrieben oder für den Arzt zugedeckt aufgehoben werden.

Harn

Die Harnentleerung geschieht beim Säugling sehr häufig, meist unmittelbar nach der Nahrungsaufnahme. Der Harn ist bei Brusternährung in gesunden Tagen geruchlos und fast wasserhell. Bei Krankheiten wird die Haut empfindlich und kann durch Kontakt mit Urin leicht gereizt werden.

7*

Die Harnmenge hängt von der aufgenommenen Flüssigkeit ab. Wenn das Kind sehr reichlich Flüssigkeit bekommt, so wird es sehr viel Harn haben. Durch reichliches Schwitzen kann die Harnmenge herabgesetzt werden.

Meist pflegen die Kinder sich bald nach der Nahrungsaufnahme naß zu machen. Das Liegen in der Nässe wird nach einiger Zeit unangenehm empfunden, durch lautes Schreien wird dieses Unbehagen gemeldet.

Wann man mit dem „Aufs-Töpfchen-setzen" beginnen soll, ist Ansichtssache; jedenfalls, sobald das Kind sitzen kann. Manchen Müttern gelingt es durch das sog. Abhalten, den Säugling angeblich schon mit ein bis zwei Monaten an das regelmäßige Absetzen von Harn und Stuhl zu gewöhnen. Das Abhalten besteht darin, daß man in regelmäßigen Zwischenräumen das Kind über einen Topf hält und wartet, bis es Harn und Stuhl gelassen hat. Notwendig ist es aber nicht, so früh damit anzufangen; es genügt, wenn es mit sechs bis acht Monaten geschieht. Dann aber sind ganz regelmäßige Zwischenräume einzuhalten, die man allmählich vergrößert.

Erscheint der Harn irgendwie auffallend, so ist gleich eine Probe für die ärztliche Untersuchung aufzubewahren. Harn darf aber nie unzugedeckt stehen, weil sonst durch Verdunstung das spezifische Gewicht beeinflußt wird und weil Bakterien in den Harn fallen und ihn sehr rasch verändern können.

Übersichtsblatt

Es ist empfehlenswert, für die erste Lebenszeit ein Übersichtsblatt für das Kind anzulegen. Der Arzt wird aus einem solchen richtig geführten Übersichtsblatte wichtige Schlüsse für seine weiteren Anordnungen ziehen können. Dasselbe soll das Gewicht des Kindes, die Temperatur, die Art und Menge der zugeführten Nahrung, die Zahl der Stühle, eventuell des Erbrechens aufgezeichnet enthalten.

Die Abbildung 28 stellt dar, wie ein derartiges Übersichtsblatt auf ein gewöhnliches, quadratisch rastriertes Papier gezeichnet werden kann.

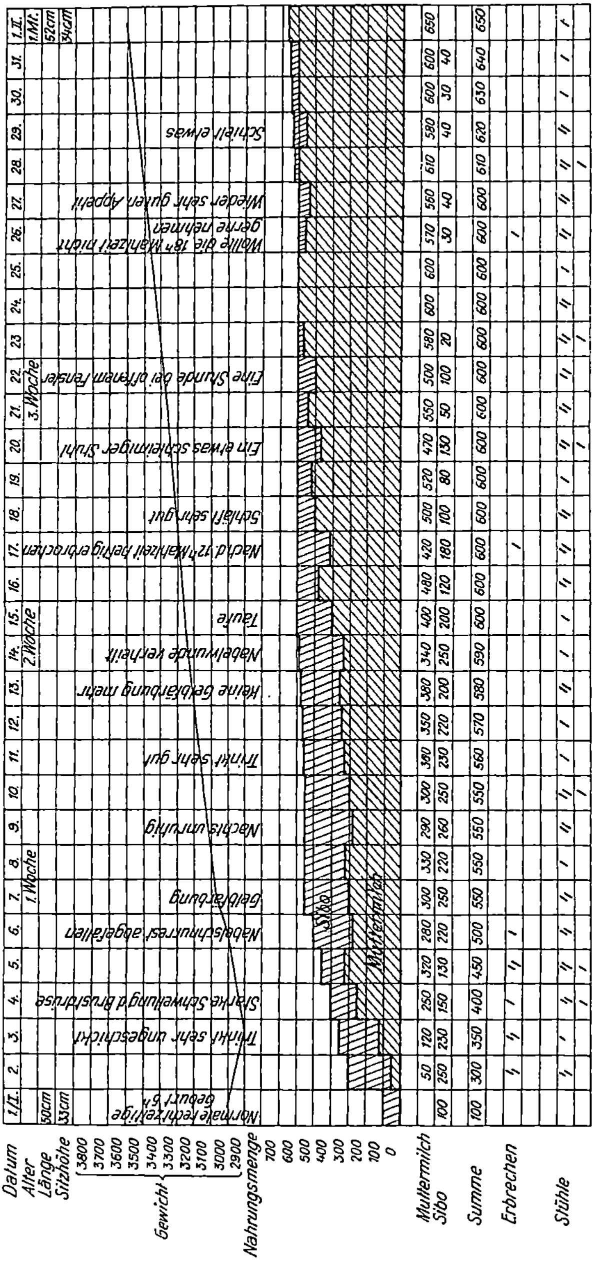

Abb. 28. Übersichtsblatt

Kinderheilkunde und Pflege des gesunden Kindes. Für Schwestern und Fürsorgerinnen. Von **E. Nobel,** Privatdozent, o. Assistenten der Universitäts-Kinderklinik, Lehrer der Krankenpflegeschule im Allgemeinen Krankenhaus, Wien, und **Clemens Pirquet,** o. ö. Professor für Kinderheilkunde an der Universität Wien, Vorstand der Universitäts-Kinderklinik, Wien. Unter Mitarbeit von Oberschwester H e d w i g B i r k n e r und Lehrschwester P a u l a P a n z e r. Mit 28 Abbildungen im Text. 157 Seiten. 1925.

S 7,—, RM 4,20

Bei gleichzeitiger Abnahme von 10 Exemplaren je S 6,30, RM 3,78

Die Ernährung gesunder und kranker Kinder auf Grundlage des Pirquetschen Ernährungssystems. Von Privatdozent Dr. **E. Nobel,** Assistent der Universitäts-Kinderklinik in Wien. Mit 11 Abbildungen. 74 Seiten. 1923. Abhandlungen aus dem Gesamtgebiet der Medizin. S 2,50, RM 1,50

Kinderküche. Ein Kochbuch nach dem Nemsystem. Bearbeitet von den Schwestern der Kinderklinik in Wien: Oberschwester **Hedwig Birkner** und den Lehrschwestern **Freisteiner, Hansekowitz** und **Panzer.** Herausgegeben von Privatdozent Dr. **E. Nobel,** I. Assistent der Universitäts-Kinderklinik in Wien, und Professor Dr. **Clemens Pirquet,** Vorstand der Universitäts-Kinderklinik in Wien. Erscheint Anfang 1927

Die Ernährung des Säuglings an der Brust. Zehn Vorlesungen für Ärzte und Studierende. Von Dr. **Richard Lederer,** Privatdozent für Kinderheilkunde an der Universität Wien. Mit 3 Abbildungen im Text. 113 Seiten. 1926. S 6,60, RM 3,90

Die körperliche Erziehung des Kindes. Von **Hans Spitzy,** a. o. Professor für Orthopädie an der Universität Wien. Zweite, vermehrte und umgearbeitete Auflage. Mit 177 Abbildungen im Text. 434 Seiten. 1926. In Ganzleinen gebunden S 28,—, RM 16,50

Das Auge, die ihm drohenden Gefahren und ihre Verhütung. Ein Buch für Lehrer, Eltern und Erzieher. Von Professor Dr. **Viktor Hanke.** Mit 38, teils farbigen Textabbildungen. 128 Seiten. 1927

Medizinische Grundlagen der Heilpädagogik. Für Erzieher, Lehrer, Richter und Fürsorgerinnen. Von Dr. **Erwin Lazar,** Regierungsrat, Privatdozent für Kinderheilkunde an der Universität Wien und Leiter der heilpädagogischen Abteilung der Universitäts-Kinderklinik in Wien. 102 Seiten. 1925. S 6,60, RM 3,90

Über Psychologie und Psychopathologie des Kindes. Von Dr. **Theodor Heller,** Direktor der Erziehungsanstalt Wien-Grinzing. Zweite, erweiterte Auflage. 63 Seiten. 1925. S 3,40, RM 2,—

Die kindliche Sexualität und ihre Bedeutung für Erziehung und ärztliche Praxis. Von Dr. **Josef K. Friedjung**, Privatdozent der Kinderheilkunde der Universität Wien. (Sonderabdruck aus „Ergebnisse der inneren Medizin und Kinderheilkunde", Band 24.) II, 37 Seiten. 1923. RM 2,—

Die Masernprophylaxe und ihre Technik. Von Dr. **Rudolf Degkwitz**, Assistent an der Universitäts-Kinderklinik München. Zum Gebrauche für Krankenhäuser, Fürsorge-, Schul- und praktische Ärzte gemeinsam mit dem Autor bearbeitet von Dr. **Bernhard de Rudder.** Mit 4 Abbildungen. 36 Seiten. 1923. RM —,90

Die Tuberkulose und ihre Bekämpfung durch die Schule. Eine Anweisung für die Lehrerschaft von Dr. **H. Braeuning**, Chefarzt der Fürsorgestelle für Lungenkranke und des Städtischen Tuberkulose-Krankenhauses Stettin-Hohenkrug, und **Friedrich Lorentz**, Rektor in Berlin, Mitglied des Reichsgesundheitsrats und des Landesgesundheitsrats in Preußen. Zweite, verbesserte Auflage. Mit 3 Abbildungen. VI, 132 Seiten. 1925. RM 2,50

Leitfaden der Krankenpflege in Frage und Antwort. Für Krankenpflegeschulen und Schwesternhäuser bearbeitet von Dr. med. **Joh. Haring**, Oberstabsarzt a. D., ehemals staatlicher Prüfungskommissar an der Krankenpflegeschule des Carolahauses zu Dresden. Mit einem Vorwort von Exz. Prof. Dr. med. A. Fiedler†, Geheimer Rat. Vierte, vermehrte und verbesserte Auflage. VIII, 154 Seiten. 1923. RM 1,80

Hebammen-Lehrbuch. Herausgegeben im Auftrage des Preuß. Ministers für Volkswohlfahrt. Mit zahlreichen Abbildungen im Text. XVI, 454 Seiten. Ausgabe 1920. RM 3,50

Hygienische Volksbildung. Von Dr. med. **Martin Vogel**, wissenschaftlicher Direktor am Deutschen Hygiene-Museum, Generalsekretär des Sächs. Landesausschusses und vorm. Generalsekretär des Reichsausschusses für hygienische Volksbelehrung. Mit 6 Abbildungen. (Sonderausgabe des gleichnamigen Beitrages in dem I. Band des „Handbuches der sozialen Hygiene und Gesundheitsfürsorge".) IV, 88 Seiten. 1925. RM 3,—

Zeitschrift für Kinderforschung. Begründet von **J. Trüper.** Organ der Gesellschaft für Heilpädagogik e. V. und des Deutschen Vereins zur Fürsorge für jugendliche Psychopathen e. V. Unter Mitwirkung von G. Anton-Halle, A. Gregor-Flehingen i. B., Th. Heller-Wien-Grinzing, A. Martinak-Graz, H. Nohl-Göttingen, F. Weigl-Amberg. Herausgegeben von **F. Kramer,** Berlin, **Ruth v. d. Leyen,** Berlin, **R. Hirschfeld,** Berlin, **M. Isserlin,** München, Gräfin **Kuenburg,** München, **R. Egenberger,** München.
Erscheint zwanglos, in einzeln berechneten Heften, die zu Bänden von 40 bis 50 Bogen Umfang vereinigt werden. — Den Mitgliedern der Gesellschaft für Heilpädagogik und den Mitgliedern des Deutschen Vereins zur Fürsorge für jugendliche Psychopathen werden bei direktem Bezug vom Verlag Vorzugspreise eingeräumt.